まえがき

気だけは若いつもりでいたが、いつのまにか今年の晩秋には八十歳の大台に乗る。私の精神分析の師、古澤《こさわ》平作先生が他界したのは七十三歳、それを六歳も越えていると思うと感無量である。私たちの若い頃には八十といえば、それこそじいちゃんであった。

八十ともなれば枯れた味《あじ》わいをもつ白髪の翁《おきな》の風格が想像される。だが、現実の自分を振り向いてみれば、いまだに若い頃から図々《ずうずう》しさと照れやの交錯《こうさく》したおめでたさがそのまま残っている。どこか脳天気で非常識な性癖から抜け切れておらず、老人という実感がともなわない。覚《さと》るなどという心境には程遠い。

私のこのおめでたさ、青臭さは、〈雀百まで踊りを忘れず〉のたぐいであろう。精神科入局の第一日目から素頓狂《すっとんきょう》なことをやっているし、こう思い立つとパッと動いてしまう。こんなことをしたら笑われるとか、非常識だなどとは考えもしない。われながら呆《あき》れたものである。

そこで、この年齢ともなれば言いたい放題なことを書いたところで、そう差し障《さわ》りはあるまいと、短編仕立てで、私の自伝的な要素をも含めて、精神医学、特に精神分析を中心に一冊の本にまとめてみようと書きはじめた。

ところが、いざ書いてみると、内容によっては三人称で書かぬと書けないものと、それでは何かと書きづらく敬称あるいは普段呼び慣れた呼称で書かぬと筆が進まぬものとでてきた。日本語の文章では、敬称の使い方《かた》というものは厄介なものだと思い知らされた。

何はともあれ、精神医学の臨床を学ぶ若い人たちに、私たちの世代が通過してきた軌跡《きせき》を伝えるのも、責務の一つであろう。過ぎ去った歴史の一齣《ひとこま》を伝えたいという執心《しゅうしん》からである。また、人間の心や精神医学に関心を寄せる方たちにも広く読んで頂ければ、筆者としては望外の喜びである。

分裂病という名の幻想

武田　専

元就出版社

分裂病という名の幻想

精神分析との出会い

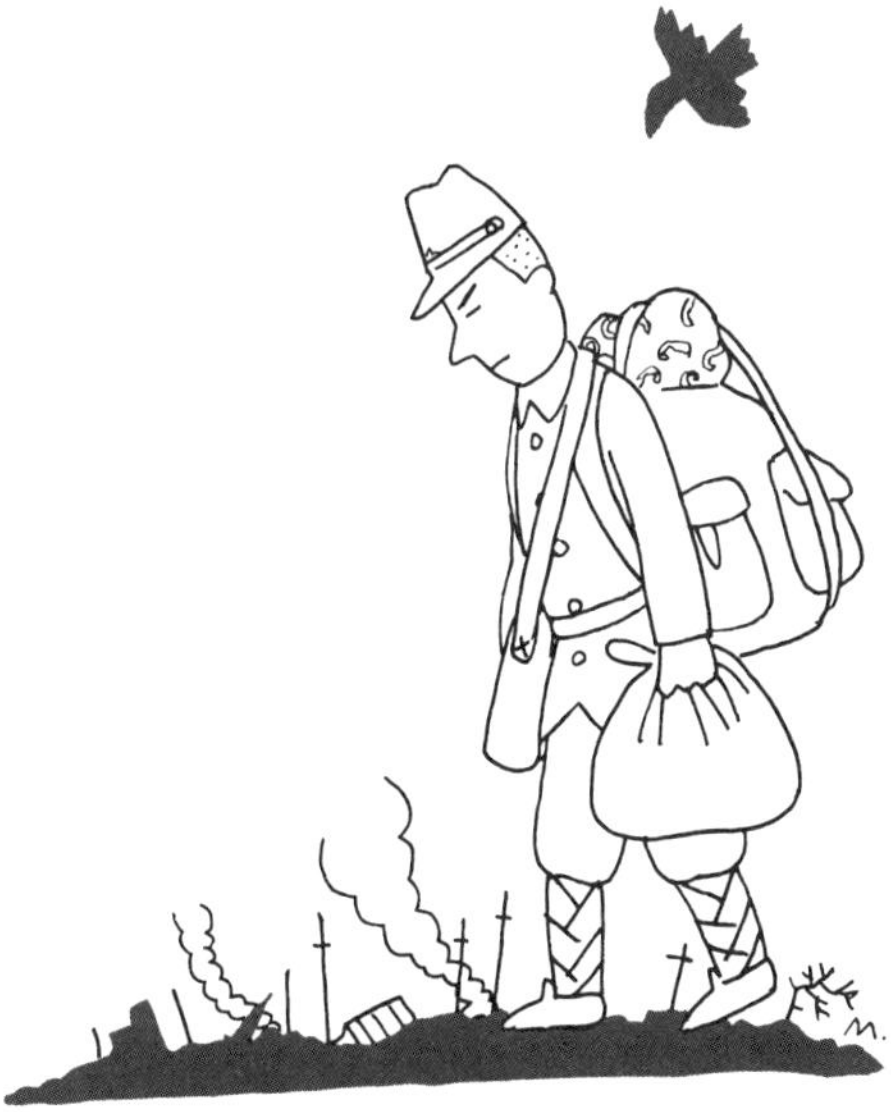

1

昭和二十年八月、日本は手痛い敗北を喫《きっ》して全面降伏した。軍隊から復員してきて上野の駅に降り立つと、東京市街は一面の焼野原、焼けただれた柱がところどころにぽつんぽつんと立つだけで、見るも無残な荒廃した焼跡《やけあと》であった。私は茫然として、これからどうしたら生き延びられるかと思いあぐねた。電機製品販売の事業所も、二つあった部品工場も、すべて空襲で消失していた。郊外の親戚の家に辿りつくと、寄寓している父は、気丈にも再建に躍起になっていた。

早稲田の政経に復学してはみたものの、頭の回転もわるく運動神経も鈍い私には、敗戦後の混乱した世の中の流れに到底《とうてい》ついてゆけそうにもない。明治生まれの厳格《げんかく》な父親と毎日顔を突き合わせて、馬鹿呼ばわりされながら仕事をするのも耐えられない。医者にでもなって手に職をつければ、生き馬の眼を抜くようなこの世智辛《せちがら》い世の中でも、何とか食って抜けられるだろうと思った。

この世をば何の糸瓜《へちま》と思えども
　ぶらりとしては暮されもせず

（大田蜀山人）

予科から入り直して慶応医学部を何とか卒業したのは、昭和二十八年のことであった。インターン実習に入ると、そろそろ進路を決めなければならなくなった。自然科学の研究には、どうやらついてゆけそうもない。病因を客観的な追究により徹底的に叩こうとする西洋医学を追究して、何か新しいものを見出そうとする資質も根気も、私には到底なさそうに思われた。

コツコツ努力するという柄《がら》ではなく、いい加減脳天気なところがあるからには、学者などにはなれそうもない。しかも、元来が不器用な上に、体力的にも頑健ではないとなると、外科系なんてとんでもない。内科系の街《まち》の臨床医になるより仕方があるまいと思った。

医学部の三年になった頃、ふと手にした大塚敬節の漢方医学の本を読み、内科に進んで何とかゆっくり学位でもとったら弟子入りしようかと考えた時期もあった。東洋医学（漢方）をやろうか、精神医学をやろうかと思いあぐねていた。

ところが、学部の四年になって精神医学の講義にふれると、精神科に進むのも面白いかなと迷いはじめた。さまざまな人の生きざまには興味がある。子供の頃から、小説を書くなどとはまともな人間のやることではなく、世間の余り者か拗《す》ね者のやることだと思っていた。実直な父親の影響が大きかった。

だが、旧制中学の三年頃から、明治以降の日本の近代小説をボツボツ読み始めて興味が湧《わ》いた。島崎藤村や夏目漱石、志賀直哉や芥川龍之介などの作品に新鮮な感動をおぼえた。早稲田に入ってロシアやフランスの文豪の作品を読んでみると、スケールの大きさや精緻《せいち》な出来栄《できば》えに圧倒された。

医学部予科の二年の秋、岡本太郎が〈前衛芸術〉の講演にきたのが縁で、それから三年ほど近代文学の人たちとも接触をもったが、東京の下町育ちの私にはアナーキズムや国際共産主義の臭いがしてついてゆけなかった。安部公房の「赤い繭《まゆ》」などに刺戟《しげき》されて小説めいたものを書いてみたが、われながら幼稚で話にならなかった。想像《イマージネーション》力がいかに貧困であるかと落胆《がっかり》したものである。小説など書いていては、いずれ陋巷《ろうこう》で飢え死にするのが関の山だと思った。

インターン生となった六月の初旬、たまたま学生の精神医学研究会のポスターが眼にとまった。どんなことをやっているのかと好奇心から教室を覗《のぞ》いてみると、まだ学生だった四年生の小此木啓吾が精神分析の講義をしていた。

意識と無意識、本能衝動エネルギーであるエス、それを抑制したり抑圧したりして外界に適応する機能としての自我、両親の超自我を見本として幼児期までに両親により躾《しつ》けられ、内在化されて文化伝統の担《にな》い手として抑圧を生じさせる超自我……。学生のくせによくもこれだけ手際《てぎわ》よく整然と説明できるものだと吃驚《びっくり》させられた。

眼にふれて読んでみようと思った小説を興味本位に読んだりしてきたが、頭のなかで整理し、小説とは何かと考えてみることなど思いもよらず、漠然と読みちらかしただけで、のほほんと時をすごしてきたにすぎない。精神分析とかエディプス・コンプレックスなどという言葉も、どこかで読んだような気はするが、その内容がどういうものかすら知らなかった。

小此木の話に耳を傾《かたむ》けているうちに、おれの頭の回転が鈍いのも抑圧のせいかなと思われた。明治生まれの厳格な父親から圧倒され、エディプスを抑圧しているのではないかと思い至った。

だからこそ、何事に対しても本気で打ち込めないんだなと、漠然とした不安を覚えた。講義が終わると、初対面なのにもかかわらず、のこのこと気軽に小此木に近づいた。

「ぼくは小説を書きたいと思っているんだが、どうやら抑圧が強いらしく書けそうもない。誰か抑圧をとってくれる人はいないだろうか」

気易く声をかけられ、唐突な申し入れにいささか驚いたようであった。

「田園調布に住む古澤先生に紹介してもいい」と、困惑したような微笑を浮かべながら言ってくれた。内に秘めた自信のようなものが窺《うかが》われる小此木の応対に羨望を感じた。

だが、さて実際に訪れるとなると躊躇《ちゅうちょ》を覚える。抑圧がとれたらスッキリした気分になり、頭の回転もよくなるだろうとの期待はあるものの、逆にブレーキがきかなくなって自分を抑えられず、堕落した人間になるのではないかと不安に襲われた。子供の頃から、一人っ子でどこか茫《ぼう》っとしていた。

こんなのが大人になったら出来損《できそこな》いになるのではないかと怖《おそ》れている父親の気持を、漠然とではあるが感じていた。江戸っ子の母親の家系からは遊蕩児《ゆうとうじ》もでて、なかには勘当《かんどう》された者もいる。北信州の旧家の出身で、明治維新後、家が没落した苦《にが》い幼児体験をもつ堅い一方の父親にしてみれば、そう思うのも無理もなかったであろう。

夢精の経験はあっても、手淫《オナニー》をしたこともなかった私は、おのれのなかに流れているであろう淫蕩《いんとう》の血を、うすぼんやりと怖れていた。分析を受けるということは、おのれの内面を覗《のぞ》き込まれることへの恐怖であり、抵抗が起こるのは当然だとあとでわかった。

古澤平作を私が訪れたのは、六月も末の暑い日であったと記憶する。家までは田園調布の駅を下りて十分足らずであったが、足取りも重く心も弾《はず》まなかった。だらだらした坂道を登ってゆくと、右手に目指す古澤の家があった。だが、その間、何度か踵《きびす》を返して戻ろうかと躊躇《ちゅうちょ》した。門柱の標札は中国人の名前になっていた。

間違えたかと戻りかけると、脇の通用門に〈精神分析診療所〉と標札がかかっていた。表《おもて》通りに面した半分を中国人に貸していると、あとで知った。戦前から戦後にかけ、治療に時間のかかる精神分析など受けようとする人は少なかった。しかも、一人の患者に五十分もかけていては、一日働いたところで多寡《たか》がしれている。生活が苦しいのは当然である。表《おもて》半分を他人に貸して、診療室は使えなくなり、内玄関わきの書斎を改造して診療室兼応接間にしたという話であった。

玄関に姿を現わしたのは意外にも、がっしりした小柄な人物であった。身なりも質素で、短いガウンのようなものをまとっていたが、その物腰は鄭重《ていちょう》であった。その風貌《ふうぼう》からはヨーロッパ風の医者というより、東洋的な隠者を連想させた。ハイカラで堂々とした恰幅《かっぷく》のいい医者が出てくると想像していただけに、案に相違する思いがした。

この時、古澤は五十六歳、開業して二十年を経過していたが、年齢よりも老けて見えた。ふと気付くと、右眼が異様で不気味であった。若い時に網膜剝離《はくり》で失明し、左眼も軽い斜視で視力も弱いとあとで知った。

患者が治療を求めるまでは、治療者は見知らぬ人物である。信頼して治療を委《ゆだ》ねられる相手かどうか、気になるのは当然のことである。また、治療者にとっても、患者は未知の人物である。

初めて顔と顔を突き合わした犬が、お互いに鼻で嗅《か》ぎあって相手を確認しようとしているようなものである。私にはどこか楽天的な一面がある。治療室に入ってしまえば、あとはなるようにしかならぬ。初回の面接から、私は気楽な調子で一気に喋《しゃべ》りだした。

敗戦後の九月中旬、九十久里浜の沿岸防備隊から復員してきて、東京の焼跡の廃墟《はいきょ》に立って茫然としたこと、芝にあった自宅も銀座の事務所も、西小山と洗足にあった二つの部品工場も、五月の空襲でいっぺんに全部やられてしまったこと。

父親は敗戦のショックにもめげずに、事業の立て直しに躍起になっていること。そんな父親と、来る日も来る日も同じ職場で顔を合わせることになるのは気が重い。早稲田の政経を中退して慶応医学部の予科に入り直したこと。小説を書きたい気があるが、抑圧が強いらしく想像力も働かぬところから、何とか抑圧をとって欲しいなどとまくしたてた。

黙って聞き耳をたてている古澤の姿にホッとした。威圧されることなく、寛《くつろ》いだ気分になっていた。

二回目からの面接では、背面椅子式による自由連想法をさせられた。フロイトの創始した自由連想法は、患者を寝椅子に仰臥《ぎょうが》させるが、仰臥すれば心の緊張がゆるみ、自我の退行は促進させられる。退行とは、幼児の状態に遡行《そこう》することを意味する。成熟した大人としての現在の意識の層が剝《は》がれ落ち、その下層、つまり幼児期の想念や行動様式が露呈されることである。

週に四回か五回、分析にかよう欧米とは異なって、日常の生活を普通にすごしながら、週一回通院するのがやっとの日本の状況では、自我の退行が深くなり、子供がえりが起こっては、日常の生活に支障をきたす怖れがある。背面椅子式は、日本の患者に適応させるために、古澤の考案した応用技法であった。

壁に向かって坐らされ、やや斜めうしろに坐った古澤は、じっと耳を澄ませている。頭に浮かんだことをそのまま、何でも話すようにと指示されても、そう簡単に喋れるものではない。治療室の壁には、赤い花の植物を描いた油絵が懸《か》けられていたが、白い壁が眼に入るだけであった。私の視線は、額縁《がくぶち》の下の枠から上に転じることはできなかった。額縁のなかの絵を覗いてはいかんという超自我からの禁止が作動《さどう》していたためと、あとになって了解した。

自由に連想するということは、患者にとっては自らの心の秘密を他人に語るだけではない。抑圧され無意識のなかに閉じこめられて、自分に対しても秘密となっている想念までが、白日の下に曝《さら》けだされ、吟味されることを意味する。抵抗が働いて当然である。治療者による解釈は、語られた内容の真の意味を探《さぐ》るための釣針のようなものである。

沈黙の重さに耐えかねて口渇をおぼえた私は、たまりかねて言葉を発した。

「煙草をのんでもいいですか」

これには、古澤もいささか驚いたようであった。改めて、治療中の禁欲規則について説明された。いい気になっているところに、いきなり冷水を浴びせられたようなものである。この説明で、再び緊張が甦《よみがえ》った。厳しい現実に直面させられたようで、甘えかかった心の動きがピタッととまった。母へ甘えようとする気持が禁止され、厳しい父親と対《む》き合わされたようなものである。心を開くということは、口では簡単に言えても、相互交流の上に成り立つだけに、微妙かつ困難な要素を孕《はら》んでいる。

しばらく治療が続けられたある時、

「小此木君や九大の西園君は真剣に勉強しているのに、あなたは逍遥《しょうよう》趣味でやる気がない」と叱られた。意外なことを聞いたような気がした。だが、いらだたしいという古澤の気持が伝わってきて、いささか面くらわされた。

西園昌久という九大出身のインターン生が、精神分析を志《こころざ》して熱心にかよっているとは聞いてはいたが、面識はなかった。小此木や西園とは違って、私は単なる患者にすぎない。そんなことを言われる筋合いはないと思った。

だが、事態はやがて思いもしなかった方向へと展開していった。教育分析に切り換えると言い出される始末であった。この時期、精神分析を精神医学界に認知させたいと切望していた古澤は、若い優秀な精神科医を求めていた。そんなわけで、私のような者まで門弟のはしくれに加えたいと思いはじめていたようである。

「とんでもない。私は患者としてきているのに、そんな話は迷惑です」

奇妙なやりとりが二ヶ月も続いた挙句《あげく》の果て、私はとうとう古澤の熱意に押されて承諾する羽目《はめ》となった。抑圧をとってくれるものと期待した人物から、逆に取り込まれるという皮肉なめぐり合わせになるとは、夢にも思っていなかった。

教育分析といったところで、治療のための分析と本質的には異なるものではない。職業上の知識と技法を身につけるという目的はあるにしたところで、分析医の前にいるのは、情緒的な葛藤を内在させている一個の人間であることに変わりはない。私の発する言葉に耳を傾け聞き入るという点では、古澤の態度に、それ以前と変化はなかった。

教育分析が必要であるというのは、治療者自身の抑圧された葛藤が盲点となって、患者の連想する言葉のうちにひそむ、無意識のメッセージが読みとれぬ欠点を除去する点にある。軽症ノイローゼの患者を治療する場合と同じで、無意識の深層にまで立ち到る必要はない。分析の経過中に起こるさまざまな現象を体験させ、それを意識化させることに意味がある。

教育分析となって、それまでと変わった点があるとすると、私の連想で喚起《かんき》された古澤自身の連想がどんなものであったかを、時として語ることがあったくらいのものである。ただ一つ、はっきり違う点は、教育分析では勉強させられることである。

患者の場合には、治療の経過中に精神分析の本を読むことが知的抵抗を強めさせ、かえって治療の妨害となることがある。だが、教育分析では、徹底的に勉強することで、知的抵抗を突破することが要求される。この点では私は到底、勤勉な弟子というわけにはいかなかった。古澤も内心ではやきもきしたであろうが、自分が引き込んだだけに、あまり強いことも言えなかったのではなかろうか。

とはいえ、教育分析を受けるということは、一つの学派のメンバーとして、これからの人生行路を決断したことを意味する。これで迷わずにすむという安堵《あんど》にも似た気持にはなれたものの、同時におのれの言動が何かと規制されるのではないかという窮屈さを感じていた。精神分析運動の発展に挺身《ていしん》しなければならぬという緊張感とともに、規制からはみ出せば村八分《はちぶ》にされるという内的恐怖も、また漠然とながら感じていた。私は優等生になれるような性格ではない。

フロイトの〈精神的な健康とは社会適応の問題ではなく、むしろ創造的な内的再適応を絶えず続けてゆく能力の問題である〉という言葉は納得できた。だが、ごくあたりまえの人たちにとっては容易な課題ではない。普通一般の凡庸な人たちには、そんな境地は望むべくもない。

精神分析の目指す完成された人間像とは、西欧的な知性によって自らを律する、欠けるところのない満月のような人間像のように思われた。私のような怠け者に、果たして〈精神の健康〉という理想を追究し、持続してゆけるだけの資質があるかは疑問に思えた。

しかし、フロイトも別のところでは〈健康とは現実からの距離をもつ能力とともに、現実へと更に接近する能力を含んでいる〉として、〈人はその葛藤を根絶しようとしてはならない。それらと折り合ってゆくことを考えるべきである〉と述べている。

この世俗の世界に、何とか適応して自分なりに生きてゆけるように介助するのが、実際には治療の限界だとすれば、私のような人間でも何とかやってゆけるかもしれぬと思った。精神の健康などというものは単なる慣習的な言葉にすぎず、個人が精神的にも身体的にも、この社会でうまくやってゆけるという意味しか持っていないとすれば、少しは肩の荷も軽くなる。

過去とのつながりのうちに安定を求めようとする無意識の欲求は誰にでもある。精神分析は個人の生活史を重視し、その成長過程での精神の発達や歪曲《わいきょく》に着目する。過去を掘り返すことで、未来の方向を照らしだそうとするのが歴史を学ぶ目的であるとすれば、一個の人生もまた、ささやかな一つの歴史ではないかと思われた。私には個人の心の奥深いところにまで参入する能力などなさそうに思えたが、それなりにやり甲斐のある選択であったと自分を納得させた。

ある時、私は軍隊生活を回想した。体力もなく不器用で運動神経も鈍い。とことんまで兵隊には向かぬのに、何とか軍隊生活を切り抜けてきたし、結構気楽に威張ってみても、みんなからあまり憎まれなかった。

部隊が富山から九十久里浜に移動した際には、第二分隊を分屯させるという中隊長の内示を拒否した。第一分隊長としての面子《めんつ》にかけても納得できないと反発して主張を通したことは、私の自慢の種《たね》の一つであった。兵隊あがりの上席軍曹が威張り散らすのと渡り合って一歩もひかず、思いあがった見習士官の理《り》不尽《ふじん》な指示を拒否して人事係の曹長を困らせたことなど、とくとくと喋りたて、自分がいかに男らしく振舞ったかを語った。

ところが、古澤の反応は意外にも案に相違したものであった。

「あなたは自分では男らしいと思っているようだが、それは違います。軍隊というところは女っ気《け》がない。あなたは上官や年長の兵隊たちの心のなかに潜在している母性本能をくすぐっただけのことです。甘えが成功したということで、それは男性的なものではありません。あなたの性格はむしろ、女性的なもののほうが強いといえます」

この解釈は、私のプライドを根底から揺《ゆ》さぶった。ささやかな誇りのようなものが、いっぺんに吹き飛ばされたような衝撃であった。昂揚《こうよう》した気分は、一転して風船玉のようにしぼんでゆくのを感じた。空虚なエア・ポケットに落ちこんだような気持になった。それから一ヶ月あまり、モヤモヤした霧に掩《おお》われたような憂鬱な気分が続いた。

当時の私は、男にせよ女にせよ、人間の性格には男女両性的な要素があるという単純な事実を、まだ納得していなかった。自分の存在を否定されたかのように受けとった私は、中途半端《はんぱ》な人間で分析の治療者には向かぬと言われているように聞こえた。だが、ああこう悩んでいるうちに、自分の性格は今さら変えられぬだろうと思い到《いた》った。

もともと精神分析を志して古澤のもとを訪れたわけではない。とはいえ、慶応の精神科の医局に入局する時、精神分析をやると公言したからには、そうやすやすと前言を翻《ひるがえ》すわけにはゆかぬ。分析者には向かぬと言われたらそれまでのことで、その時点で考えればよいと思ったら気が楽になった。

その次の面接の時、「いろいろ考えてみましたが、自分ではどうすることもできず、この性格は一生変わらないだろうと思います」と、ありのままの思いを伝えた。古澤の応答は意外であった。

「それでいい。今のままで変わる必要はありません。思いこみだったとわかることが大切なのです。ひとりよがりで自分が男らしいと思っていたのでは、患者の治療はできません」

たしかに、現在までにできあがった性格というものは、そう簡単には変えられぬものだと納得させられた。背後に坐っている古澤の顔は見えなかったが、暖かな微笑が浮かんでいるように思われた。

私は精神分析を、しかも一応は教育分析まで受けたというのに、矛盾だらけの私の生来《せいらい》の性格傾向は、その後も何ら変わらなかった。照れやのくせに図々しく、頭の回転が鈍くて咄嗟《とっさ》の呑みこみもわるく、物事を深く理解する資質に欠けているとボヤきながら、それでいて結構自惚《うぬぼ》れも強い。俗物であることから脱け出したくとも、俗物性はしっかりと私のなかに入りこんでいる。どこか脳天気な甘えがあって、気楽に他人と対するところがある。

以前、中央線に乗って窓外の低い山々《やまやま》を眺めて、人間の性格なんて、こんなふうに凸凹《でこぼこ》なんだなと妙に感心したことがあった。後年、小此木が「モラトリアム人間」を出版した時、いまだに社会的な役割を一つにしぼって、それに専心する気が起こらぬところをみると、おれもやはりモラトリアム人間の一種らしいと語ったところ、あれやこれやと思っているのと、あれもこれもと決断のつかぬ未成熟なモラトリアム人間とは一味《ひとあじ》違うと言われた。

2

教育分析に切り換えられて一年余りたったある日、昭和二十九年の十一月頃だったように記憶する。

「教育分析は今日で一応終了とし、来週からは患者の症例について指導することに切り換えます。まだ超自我抵抗の分析は未達成で充分とはいえぬが、あなたが臨床経験を積んだ五年後に再開することにします」

藪《やぶ》から棒の突然の宣告に、私は一瞬ポカンとして呆気《あっけ》にとられた。教育分析が終わったとは信じられなかった。古澤の声のトーンが急に変化して、しんみりとした口調《くちょう》になった。

「分析治療を開始した第一回目に、煙草をのんでいいですかと言ったのを、禁欲規則をもちだしてとめましたね。あとになって思ったことですが、あの時受け容《い》れて一、二回の経過をみてからにすれば、感情転移が違った形で展開したかもしれない。実際の治療というものは、なかなか微妙なニュアンスを孕《はら》んでいます」

意外なことを言いだしたものだと、その時は聞き流して気にもとめなかったが、今にして思えば、なかなか含蓄《がんちく》のある言葉である。それにしても、超自我の分析が未解決だという古澤の言葉は、私の心のなかにあとあとまで尾を曳いた。五年後に再開という指示は、古澤が病に仆《たお》れたため、残念ながら実現されずに終わってしまった。

西園も九大の精神科に入局して、活発に動いているようであった。九大の精神病理研究室も、その刺戟を受けて、精神分析への関心が強まったと伝え聞いた。とはいえ、西園が九大に戻るに当たって、古澤は親鸞の故事を引用して、精神分析という言葉をみだりに使うことを慎《つつし》み、身をもって実践するようにと注意したという。精神分析が異端視されていた当時の精神医学界の状況では、それくらいの配慮も必要であった。この点では慶応の精神科とて同様であった。

当時の日本の精神病学は、記述的なドイツ学派が主流となっていた。クレペリンの提唱による早発性痴呆という診断名は、ブロイラーによって精神分裂病と修正されたが、器質的な遺伝要因を重視することに変わりはなかった。

ブロイラーは、フロイトに一定の理解は示《しめ》していたものの、観念連合の障害を主体とする一群の精神病と、心理的な葛藤によって起こる神経症とは明確に区別されていた。それに挑《いど》んだのがフロイトであり、アメリカのアドルフ・マイヤーである。精神病も神経症も、全人格の障害とみなす精神力動的な姿勢であった。

慶応の医局でも研究会に出てみると、精神分析への反感は根強く、自然科学としての精神医学に反するものとして批判や揶揄《やゆ》の対象となると思い知らされた。

精神分析での先輩格である高橋進は、慎重に言葉を選びながら対応していた。分裂病の基本的な障害は、自我の脆弱《ぜいじゃく》さにあり、器質的・神経生理学的な要因を否定するものではないと強調していたので、表《おもて》だって批判されることはなかった。とはいえ、正統な精神医学からは逸脱したものとして黙殺されていることに変わりはなかった。

だが、幸《さいわ》いにも教授の三浦岱榮は、神経病学の分野でも著名であったが、精神病学の面ではフランス学派で、アンリ・エイの器質力動論に賛同していた。のちに私の学位論文となった「境界線症例」は、古典的な精神病学と精神分析との統合を夢みていた三浦の意向に沿ったものであった。古澤のもとに教育分析を受けるために、週半日かようことが許可されたのも、三浦のとりはからいによるものであった。

昭和三十年十月、日本精神分析学会が創立され、第一回の総会が慶応の北里講堂で開かれた。街《まち》の開業医にすぎなかった古澤がその実力を認められ、会長に選ばれたのは、大学中心の当時の医学界では稀有《けう》の出来事であった。運営委員には慶応の三浦、九大の桜井図南男、順天大の懸田克躬《かつみ》、日大の井村恒郎、弘前大の山村道雄、東北大の黒川利雄、教育学の岡部彌太郎など錚々《そうそう》たる教授連が肩を並べていた。

総会の当日、胸に大きな白薔薇《ばら》の造花をつけ、モーニング姿に威儀を正した古澤は、いささか緊張した面持《おももち》で会場最前列の右端に端然《たんぜん》と坐していた。私たちの先輩の東大の土居健郎が二度目のアメリカ留学に行っていて不在であったため、古澤の意を受けて精神分析技法の一般〈治療構造論〉についての基調報告をしたのは、慶応の精神科に入局してまだ一年目の、若き日の小此木であった。日本の精神分析草創期の若きホープの華々《はなばな》しい登場であった。

古澤は自らが畏敬するフロイトと一体化して話を進める愛弟子《まな》の気負った姿を、座席から黙然《もくねん》と見つめていた。今となっては、胸中をいかなる感慨がよぎったかは知るすべはない。

小此木の発表は、精神分析の理論を単に追体験するだけでは、主観的な思弁におちいる危険がある。そうならぬためには、精神分析技法の基本である自由連想法を正確に駆使することが必要であり、厳密な科学的な操作を行なうという方法論的な手続きを徹底させねばならぬという趣旨であった。

私にはフロイトの申し子を見ているように思われた。人間の心の働きも微妙ではあっても、一種の機械的なシステムであることはおそらく事実であろう。だが、人間の心の襞《ひだ》は科学的な操作による追究だけで、充分に解明できるであろうかと微かな疑惑が起こるのを覚えた。

だが、超自我の分析が未達成だと言われている私にしてみれば、自分のなかに前近代的な澱《おり》のようなものが沈澱《ちんでん》しているという劣《ひ》け目があった。小此木のように颯爽《さつそう》とした気負いは私には到底もてないと、羨望と諦《あきら》めのようなものが心のなかで交錯していた。

昭和二十年八月、敗戦により従来の歴史は一挙に否定され、天皇を中心として組み立てられた疑似家族国家日本の、世界に冠たる尊厳は一夜にして地に墜《お》ちた。打ちひしがれた日本人の眼に、占領軍が解放の使徒と映ったのも、戦時中の軍部の横暴ぶりを思えば、あながち幻想とばかりも言えなかった。眼の前にアメリカ型の民主主義がお手本として掲《かか》げられている。

明治以降、近代化のコースを辿《たど》りながら、たちまち軍国主義化の波に巻きこまれ、脆《もろ》くも敗戦へと追いやられたのは、日本人の意識の遅れであると、新聞紙上などで、いわゆる進歩的知識人たちは口を揃えてまくしたてていた。遅れて近代世界の舞台に登場した日本の知識人たちにとって、西欧流の近代的自我の確立という課題が再び甦《よみがえ》り、目標であり理想であるとしてはやしたてられた。

いわゆる進歩的知識人の大多数は、日本の歴史を振り返り、厳密に再吟味してみる余裕などありはしなかった。いつの世にも時流に便乗する輩《やから》は多い。ただし、この場合の自我とは、精神分析でいう機能概念ではなく、自己と読み替えられる。

敗戦という深刻な事態は、西園や小此木のように戦後大学に進んだ世代にとっては、確固として揺《ゆ》るぎないと見えたこれまでの世界が、一瞬にして崩れ去った衝撃的な体験であった。日本の建国は西欧諸国よりも古く、絶対に負けることのない神国であると教えこまれて育っている。緒戦の華々しい戦果に酔わされ、旗色が悪くなっても、蒙古襲来と神風という鎌倉時代の話がもち出された。

すべてが崩壊したあとに掲げられた西欧的な人格の形成こそ、未来を照らす光明と映ったのも無理はない。強固に構築された家族制度も、アメリカの圧力で崩壊させられた。封建制度の遺物である家のしがらみから、解放されることこそ自由への道である。

個の独立、自己実現という言葉は、頭の上に重くかぶさっている家の束縛からの自由を意味する。家の存在や他人に気をつかうことで、初めて自覚されるおのれなどというものは、近代的自我とは異質のものである。江戸時代三百年にわたって培《つちか》われた家父長制による家の存在は、自由に羽博《はばた》くことを妨げる束縛であると、若い者たちが考えたのも無理はない。

時代の変化に敏感なのは若者の特権である。敗戦当時の若者たちにしてみれば、夫婦単位の独立した自由な家庭こそ憧れのイメージとなった。だが親たちの世代にしてみれば、敗戦により制度的には家族制度は解体されたとはいえ、家中心の思想から脱却するには強い抵抗がある。自分たちの老後を思えば、寂寞《せきばく》とした感を禁じ得ない。西欧にだって、家系を重んずる貴族階級などがいまだに存在しているではないかと言いたくなる。

だが、家族や社会との絆《きずな》を断ち切り、他人の介入を許さぬ二人だけの愛を貫《つらぬ》くことが第一義であると、進取の気概のある都会の若者たちは考えはじめていた。それを道徳的な規範にまで高めているのが西欧個人主義の特徴である。

独立した別個の人格である男女が、相互の意思によって契約し結婚するのが美徳だとする西欧近代の理念に憧れるのは、時の流れであった。とはいえ、親や周囲の抵抗を撥《は》ねのけて実行に踏み切ることは、そんなに生易《なまやさ》しいことではない。小此木は時代の子であった。将来をちぎった女性との結婚を目指して、強硬に反対する父親との葛藤に苦しみながらも、素志を貫《つらぬ》き通して結婚に踏み切った。たしか、彼が医局に入局して二年目ぐらいのことであったろうか。

私は心ひそかに驚きの念をおぼえた。心の底に家という観念がしみこんでいる私などには、そこまで徹底できるとは到底思われなかった。超自我の分析が不徹底だと言われたのも、このあたりに問題があるのかと考えたりもした。

敗戦後に入ってきたダイナミックなアメリカ精神医学の影響は、大学の若い精神科医たちの関心を喚起し、精神分析に注目する者も現われてきた。アメリカからもたらされたダイナミックな心理学は、南博などによって代表されたが、その基盤には精神分析的な考えが流れていた。加藤正明や井村恒郎などの精神科の大学教授も加わって、新しいタイプの「異常心理学」「心理療法」などが刊行され、古澤もある編集者からすすめられ、カール・メニンガーの三部作の飜訳を刊行した。

精神分析学会の前身となった精神分析研究会が発足したのは、昭和二十四年のことである。井村、懸田など大学精神科の人たちの協力によるものであった。だが、研究会の会場が紆余《うよ》曲折を経たあとに、定期的に慶応で行なわれるようになったのは、三浦の支援によるところが大きい。若い精神科医のなかには、直接古澤に指導を求める者も現われはじめていた。

ライヒの「性格分析」を小此木が飜訳出版したのは、昭和三十一年のことであった。ウィーン留学から帰国した古澤がまず手をつけたのが、ライヒの性格分析の追試である。そこに眼をつけた小此木は、さすがだと思った。医局に入ってまだ二年目で、これだけ大部のものを理解し、日本語にまとめあげたのは驚異である。その前向きなひたむきさとエネルギーには、ただ驚きいるだけであった。兵隊にとられたりして道草をくった私とは違って、一年休学したとはいえ、ストレートに医学部に進んだ小此木は、早生まれなので私より七歳も年少である。その訳書をさっそく通読してみたが、私には理解しがたい点も多く、ライヒの技法のきびしさはどうにも好きになれなかった。感情の奥に隠されている患者の猜疑《さいぎ》心を一枚一枚剝《は》ぎとってゆくようなその手法は、私には残酷だと思われた。

神経症の症状を生みだす性格傾向を性格抵抗と名づけ、徹底して抵抗分析を行なってゆくライヒの方法論は、たしかに論理的で説得力がある。その抵抗を自我の防衛による性格武装だとして解除してゆく手口は、美事というほかはない。とはいえ、たとえ患者に対する暖かさが支えになっていたとしても、どうも頂けないような気がした。

古澤の留学中にその教育分析を担当したステルバも、その頃はライヒの信奉者であったが、後年にはライヒを批判している。信・不信、愛憎相反を併せもつ人間の一面にすぎぬ猜疑心をあらわにさせ、態度や振る舞いを分析して性格の鎧《よろい》を徐々に剝《は》がしてゆくその技法は、寛容性に欠けるという批判である。

ステレオタイプ化して固着した自我の機能を追究することで、自我の柔軟性を取り戻させようとしたライヒの意図はわからぬでもないが、患者を単なる物的対象として、解剖医のように切り刻《きざ》んでゆくライヒの技法は攻撃的である。臨床家としてのライヒは、患者に対し親しみがあり、結構人気もあったようであるが、内には攻撃的なものを秘めている。古澤がライヒを追試した際にも、その根底にある人を信じようとする抱擁性が脱《ぬ》け落ちることはなかったであろう。

後年、私は小此木と二人でメニンガー・クリニックなど、精神分析的な施設を見学すべく一ヶ月旅行したことがあった。ニューヨークでは、私は在米の先輩と一夜、日本料理屋で深夜まで酒を酌みかわした。だが、小此木はそれに加わらず、一人でシカゴに発《た》っていった。

晩年のライヒがオーゴンセラピーというしいかがわしい治療にのめりこんで、薬事法違反でシカゴの監獄に収監された。小此木は、かねがねその現場を是非見たいと言っていた。その寸暇を惜しんでの行動力と、知的好奇心の旺盛さに私は改めて驚かされた。

九大の精神病理研究室では、西園が入局する以前から、藏内宏和、前田重治の二人が催眠の研究に熱中していた。無意識の願望が意識にまで侵入してくるとどんな現象が起こるのか、フロイトの「ヒステリー研究」の見解と果たして符合するのかどうかを確認しようとする実験であった。たまたまそこに、古澤による教育分析を体験してきた西園が入局してきて、二人は精神分析への道を辿《たど》ることとなる。

第二回の精神分析学会で、二人が共同で恐怖症患者の夢の分析について発表したところ、〈自由連想法〉もやらずに勝手に解釈をこじつけるのは精神分析ではないと、古澤からたしなめられ、教育分析を受けるために上京する決意を固めるに至った。

藏内が上京してきたのは、昭和三十一年の年末のことであったと記憶する。催眠の分野から精神分析を解明したいと苦労してきただけに、無意識の世界に対する鋭い洞察がある。古澤も藏内の上京を心弾《はず》む思いで期待したようであった。

西欧における精神分析運動の初期、ユングはフロイトの精神分析的な作業のなかの神秘的な底流を探る尖兵《せんぺい》の役割を期待された。宗教は願望充足の産物であるという意味において、神秘的な混沌《カオス》もまた幻影であり、情緒的な不安の産物であると、フロイトは考えていたからであった。古澤にとっても、藏内は無意識の深層を探るための手助けとなる異才として、期待のもてる人材であった。

私は藏内とは妙に気が合った。彼が教育分析の面接を受けてきた帰りに、時折、渋谷の安い居酒屋で酒を酌み交わすようになった。薄暮ともなると、湿《しめ》っぽい空気が暗い電燈の点《とも》っている店内に漂《ただよ》っている。つまみを口にして燗酒《かんざけ》を一、二本飲むと、互いに舌が滑《なめ》らかになる。催眠の実験例について聞いたこともある。

〈あなたが催眠から醒《さ》めたら、私が医局机の上に置き忘れてきた眼鏡を私のところに届けてくれる〉と、後催眠暗示をかけると、ちゃんと持ってきてくれた。だが、〈医局の前を偶然通りかかったら、机の上に先生の眼鏡が置いてあるのが窓越しに見えたので、不便だろうと思って持ってきました〉と語ったのは、当人はその行動の動機をもっともらしく合理化してはいるが、実は無意識のうちにかけられた暗示が、覚醒後に行動に移されたことを示す事例であった。

アルコールがまわって無意識の深層に話が及ぶと、酒気を帯びた藏内の眼は熱気を帯びてくる。蒼白《あおじろ》く整った利発そうな顔は赤らんで、ざっくばらんに語る言葉の断片からも、無意識の世界への鋭い眼差《まなざ》しの一端を垣間《かいま》見るようで、私はたじたじとなって圧倒された。人の心の深層に迫る尖兵を自認して、ヴェールを脱がせる知的探究者の役割を果たそうとする気負いに満ちているようであった。これも催眠の実験を執拗にやった成果なのかもしれぬと思えた。

突っ込みの足らぬ私のような怠け者には、心の深奥を見抜く資質など欠けているのではないかと心細くなってくる。精神分析なんてやる柄《がら》ではないんじゃないかと、放り出したい気分に襲われることもあった。だが、古澤門下となり、精神分析の世界に足を踏み入れてしまったからには、今さら引っ返すわけにもゆかぬ。凡庸な者は、それなりにみんなのあとから、のこのこついてゆくより仕方がないとは思うものの、いらだたしい気持になってくる。

その藏内も、壮年期に病に仆《たお》れ、精神分析の仲間たちから姿を消した。彼の死を聞いた時、どこからともなく襲《おそ》ってくる人生の虚《むな》しさのようなものを感じて胸が重かった。前田が藏内のあとを追って、教育分析を受けるべく上京してきたのは、昭和三十二年のことであった。前田と親しくなったのは、それからかなりあとのことになるが、一見したところ温和に見える前田も若き日には、どこか斜にかまえていた私などとは違っていた。

教育分析を受けた一年の間、真剣に精神分析に立ち向かい、教育分析についての記録ノートを十五冊も書いている。それでいてどことなくゆったりとしていて、余裕派の雰囲気を感じさせるのは、その人柄によるものである。江戸時代には西欧文化との接点であった長崎という港町に生まれ育っただけに、芸能の世界や映画などにも思い入れが強く、自らも絵筆をもつという余裕《ゆとり》を感じさせる。

同じく精神分析の治療者といっても、その個々の人柄によって、治療態度におのずと微妙なニュアンスの違いがあるのは当然である。自由連想法を患者に行なう場合、治療者は耳を傾けながら自由に漂《ただよ》い、自らの心に浮かぶ想念と患者の語る言葉との交叉《こうさ》のなかから、解釈という技法が生まれてきた。芸とは虚実の間にあるとする近松門左衛門の言葉とも、どこか通底しているようである。

だが、精神分析というものは本来、西欧合理主義の産物であるからには、若い頃の私は自分がどうやら胡散《うさん》臭いと思っていた。日本の精神分析の草分け時代には、精神分析の存在を精神医学界に認知させるためには、自然科学としての精神分析という枠組を確立させたいとする流れが強かったのも当然であった。

のちに「甘えの構造」を世に問うて有名になった土居は、戦後、心身相関に強い関心を抱き、精神分析運動に加わってきた。身体的側面だけを重視する精神医学界の風潮に批判的であった土居は、東大の精神科に籍をおき、古澤の紹介でアメリカのメニンガー精神医学校に留学している。帰国後は古澤から教育分析を受け、精神分析のニューリーダーとして注目された。

だが、古澤の根底にあるのは、仏教的な慈悲の心ではないかと、その技法に疑問を抱いて再度アメリカに留学するに至った。そのため、第一回の精神分析学会には欠席している。大正中期に生まれた土居は、大正ロマンの洗礼を受けて成長し、文学にも関心を抱いた。歯科医であった両親はプロテスタントであったが、それに倦《あ》き足らずカトリックに改宗している。若き日の土居は曖昧《あいまい》さを嫌い、キチンとした規律ある論理的な世界に強く惹《ひ》かれていたと思われる。

それだけに、古澤の背後から暗黙のうちに漂《ただよ》ってくる東洋的な雰囲気とは、肌の合わぬ一面があったようである。人間と自然とを対置させ、神により選ばれた人間が、万物の霊長として自然の仕組みを探究する。それが神の掟《おきて》であり、人間の使命であると考えた近代科学の思想は、一神教であるキリスト教から発している。土居の生い立ちを考えれば、当然の反応であったかもしれぬ。

初期から精神分析に加わった臨床心理の北見芳雄は、森田療法の経験もあり、参禅したこともある。北見に対しては古澤も、教育分析の際に、時として自らの仏教体験について語ったようであるが、精神科医である小此木や私には、教育分析医としての態度を厳格に守り、宗教について、自ら語ることはまったくなかった。

だが、土居のように西欧近代個人主義に根ざす近代的〈自我〉の教養を身につけた者にとっては、語らざる暗黙のうちにそれを察知し、防衛を働かさざるを得なかったのであろう。その〈甘え理論〉は若き日の土居が、古澤のなかにある古くからの日本的なものに反発し、古澤との感情転移の末に考え出されたものであった。再度のアメリカ留学は、異文化社会での日常生活のなかで味わわされた葛藤に苦しみ、彼我の違いに直面化させられたようである。

ところが、その頃の私は、封建的といわれる明治の残滓《ざんさい》を引き摺《ず》っている自分のような者に、近代合理主義的な思考にどこまでついてゆけるのかと不安をおぼえていた。超自我の分析が未達成であるという古澤の言葉が、棘《とげ》のように私の心を圧迫し、うしろめたさを引き摺っていた。

とはいえ、人間なんて奇妙なしろものである。それでいて、私なりに気負いもあった。先輩の土居を別格として、東は新しい知識を貪欲《どんよく》に吸収しようとする博識の小此木、西は地道《じみち》に努力しながら堅実に人をひっぱってゆくリーダータイプの西園、この二人を中核として、東は人づきあいのよい調整タイプの高橋進と私、西は異才の藏内と温厚な前田が脇役となって、七人の侍がこれからの日本の精神分析運動を推進してゆく構図になるであろうと、予感めいた感慨を抱いたものである。

開業準備の一年とその後の二年間、私は精神分析学会を欠席した。しばらくぶりで参加してみると、話題の中心がエス心理学、つまり無意識の本能欲動を主題としたこれまでとは違って、自我心理学へと軸の中心が移っているのに戸惑いを覚えた。

自律的自我が大きく問題にされるとなると、自我の現実への適応機能が主題となる。プラグマティズム的な世俗内社会の規範への適応が治療の目標となり、環境への単なる順応主義におちいりかねぬのではないかと不安を覚えた。そうなると、分析者はあたかも自分が成熟した健常者の典型となり、患者に対して見本として振舞わされることになるのではないかと、危惧の念を抱かされた。

精神療法の治療者が悩める患者の水先案内人として、少しでも役に立つとすれば、それは患者の無意識の葛藤に対して、少しばかりの知識と理解力があるからだけではなく、自らのうちにもさまざまな葛藤が内在しているという自覚をもつことによるであろう。

分裂病という名の幻想

―境界例との出会い―

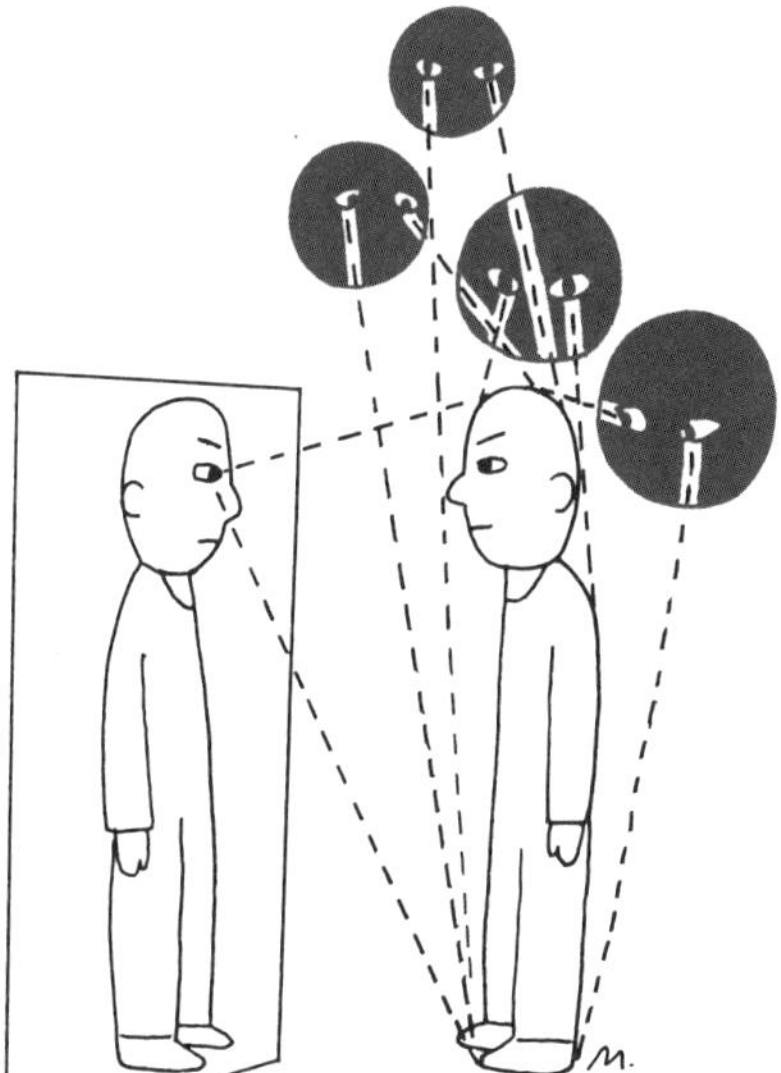

1

先般、日本精神神経学会の総会において、従来の精神分裂病という名称を統合失調症に改めることと決定したと報道された。患者家族会などからのかねてからの要望に応《こた》えたものである。分裂病という診断名は、世間から不治の病いという烙印《らくいん》を捺《お》され、遺伝的なものと見なされて家族も迷惑を蒙《こうむ》るからである。私なら人格均衡破綻《きんこうはたん》病とでも名づけたいところであるが、スマートな表現で決着した。

私は以前から、患者さんやその家族から分裂病とは何かと訊《き》かれると、まず病名とは交通整理のレッテルのようなものだから、そんなに気にしないようにと答え、さらに人間は本来分裂しているもので、いわゆる分裂病とは分裂均衡《きんこう》破綻症候群であると説明してきた。

人間誰しも心にさまざまな想念が浮かび、解決できぬ心の葛藤をかかえて生きている。だが、一般にはそれが自分の心の中で行なわれている対話であると認識している。だが、本当は嫌な思いは追い出してしまいたいものである。

私たちは幼い頃、両親とともに鏡の前に立てば、そこに写っている小さなのが自分だと認知する。つまり、鏡を見ている自分と、鏡のなかの自分から見られている自分とに分裂する。少し大きくなって他人の眼を意識し、自分が馬鹿面《ばかづら》だと思われていないかと気にしていると、鏡に映る自分がそれに呼応して、それを肯定しているかのように感じられる。

しかし、内心では〈そんなことはない〉と反発したい。つまり、人間とは元来が分裂した存在であり、〈自己〉と他人の眼から見る自分〈他己〉とで対話しているようなものである。ところが、その緊張に耐えられなくなって、自己を遮断して外界に投影してしまうと、〈お前は馬鹿だ〉と、先生とか友達の声で聞こえてくる。それが幻聴の成り立ちであると説明すると、何となくわかってくれる。

本来、分裂した存在でありながら維持されている均衡が破れるのは、遺伝的な素質をも含む身体的生理的な要因と精神心理的な要因との複雑なからみ合いの破綻によると考えられる。

古典的な精神病学が、素質にこだわりすぎて遺伝的な要因を重視したのとは対照的に、昭和四十年代に出現した反精神医学の人たちは、時流に乗って社会的な要因に眼を向けて、精神身体的な存在である人間の遺伝的な素質を無視してしまったといえるであろう。超自我により親から子へと継承される文化的な環境遺伝とともに、身体的な組織としての脳が、一方では身体的な遺伝子の作用を受けずに働くはずのないのは当然である。

私のように身体薄弱で運動神経の鈍い者が野球選手に憧れたとしても、いくら鯱《しやちほこ》鉾立ちして猛訓練したところで、王や長嶋のような超一流の選手になれるわけはない。人間は白紙で生まれてくるのではなく、〈何ものか〉として生まれてくる。

精神分裂病という病名は、ドイツのブロイラーが提唱して広く精神医学界に受け容れられたもので、古典的な精神病学の生み出した、いわば幻想の産物にすぎない。ひとたび分裂病というレッテルを貼られた患者やその家族は、やがては人格の荒廃をきたす不治の病いという烙印《らくいん》を捺《お》され、世間から白眼視されるという耐えがたい苦痛を味わわされてきた。それが従来からまかり通ってきた社会通念であった。だが、分裂病と診断された患者のなかには、早期に治療されて回復し、社会人として活動している人たちもいる。

昭和三十年代の後半、東京医科歯科の島崎敏樹教授は、分裂病といわれるものは、一つの疾患単位ではなく症候群であるから、分裂病という呼称をやめて、せめて分裂症と改めてはどうかと提唱したが、精神医学界の反応は冷たいものであった。私も大いに賛同したが、駆け出しの青二才の同調など、何の役にも立たなかった。

十九世紀、分裂病、躁鬱病とともに三大精神病といわれた進行麻痺、その病因が梅毒によるものと発見されて、他の二つも脳に器質的な障害があると想定された。だが、すべての脳梅毒が進行麻痺になるとは限らない。そうなると、侵される部位が局在するのは遺伝的な脆弱性によると考えたくなる。

古典的な精神病学のおかした大きな誤りは、ある病的な現象を、ある疾患と一定の相関関係のもとに結びつけ、類型化しようとした点にある。しかも、身体の医学に適応される概念を、そのまま精神の病いにも適用できると考えたのは、一種の幻想にすぎなかったといえよう。

この時代の潮流は、科学の急速な発達をもたらし、医学もまた自然科学の一つと見なされるに至った。科学万能の思想は、西欧近代の合理主義精神によるものであった。この流れをうけて、一八九三年、ドイツの精神病学者クレーペリンは、精神医学も身体医学に準じて、正当に診断され、明確に輪郭づけられるべきであり、病気の経過を予見できるような形に分類されねばならぬと主張した。

後年、分裂病と名づけられたものを、一つの疾患単位として早発性痴呆と呼称し、青年期に発病し、徐々に人格の荒廃をきたす遺伝的な負因の大きい内因性の精神病だと位置づけている。それは、末期の痴呆状態から遡《さかのぼ》って経過を観察することによって可能となるという見解であった。これにより精神病の分類は、一応は体系づけられたかに見えたが、一人の人間の全体像を見落としたのも、時代の風潮によるものであった。これに挑戦したのが、フロイトであり、アドルフ・マイヤーであった。

クレーペリンの弟子、ブロイラーは、フロイトの影響をうけて心理学的な要因を重視はしたものの、その根底に何らかの遺伝的・器質的な障害を想定している。早発性痴呆を基準として、それをさらに発展させたものとして、観念連合の障害という心理的な特性を付与《ふよ》し、ある種の妄想病などを加えて精神分裂病という疾病《しっぺい》概念を提唱した。内因性の精神病ではあるが、観念連合の障害をきたして現実への無関心を生じ、現実から乖離《かいり》するという見解である。

内に閉じこもることで、外界との接触を遮断するのが分裂病という病気であるが、その症状の出現には、情動的なさまざまな要因が関与していると推定した。常識的に考えても、心的葛藤に耐えられる自我の強度は、遺伝的な素質要因によっても大きく左右されるが、心的衝撃が長く続くかどうかにも左右されるのは当然であるといえよう。

クレーペリンもブロイラーも、科学万能の時代の子であった。精神医学を、自然科学の一つとしての医学のなかに定立しようと必死であった。その点ではフロイトとて変わりはない。フロイトの目指したものは、精神分析を自然科学として精神医学界に認知させようとすることであった。フロイトは臨床経験から仮説を立て、それを実証することで、その業績を成し遂げようとした。

だが、客観的な世界などというものは、果たして存在しているのであろうか。自然科学者といえども、何らかの理論的な概念の枠組なしに、ただ単に事実のみから何ものかを構築することは不可能である。自分ではそれと気付いてはいないが、人間の認識というものは、実はそれに先行する暗黙の前提があり、それに基づいて立てられた仮説を実験することにより探求が進められてゆく。

〈眼はそれを探し求めているもの以外は見ることはできない。探し求めているものは、もともと心のなかにあったものでしかない〉という有名な言葉がある。フランスの科学的犯罪捜査法を教える学校の教室に、スローガンとして掲げられているという。

私たちの若い頃は、日本の精神医学界に精神分析を根づかせるためには、自然科学として認めさせることが大きな課題であった。今でこそ若い精神分析医たちは、精神分析が厳密にいえば、自然科学か人文科学かなどということにあまりこだわりはない。だが、当時の私にとっては自分が自然科学としての精神分析についてゆけないのではないかと、常にそこはかとない不安につきまとわれていた。

しかも当時の私には、自然科学と人文科学とではどこがどう違っているのかも理解していなかった。自然科学というものは、統制された一定の状況下で対象を観察するもので、客観的な方法により反復実験を経た上での因果論的な説明が要請されるということは、薄ぼんやりとわかっているにすぎなかった。だが、人文科学は一回限りの個別性の記述を特徴とし、歴史的・精神的な現象を研究するもので、自然科学とは対立する概念である。

私が精神分析に惹《ひ》かれたのは、過去に向かっての遡行《そこう》的な思考が、かえって現在から未来にかけての過程を照らしだすというフロイトの逆説的な思考であった。神経症を対象とする古典的な精神分析の提供するものは、患者として治療者の前に現われた個人の、言動の諸断片を理解し再構成して、患者に伝達し洞察を得させるということに尽きる。

一個の人生を意味あるものとして認め、回顧的・歴史的に再構成することで、患者にその生活史の因果的な意味連関を納得させることにある。医者の世界には、最新の科学的知識を駆使して、医学を自然科学として前進させようとする信念のようなものが前提にある。したがって、医療は単なるその応用にすぎぬと考えがちである。

フロイトとて、時には柔軟な発言をしながらも、科学としての枠組を固守しようとした。だが、現実には治療者の視点を通して患者を見るということは、主観の入りこむ余地が大きい。自然科学は、対象として物質を観察するが、人間は単なる物質の運動として機械的なメカニズムで動いているわけではない。人間は脳の肥大によって、文化遺伝という厄介なお荷物を背負いこんだ。

人間を一個の存在として見る時、医学とは違って医療から見た別の展開が眼前に開けるのではないか。医学と医療とは、からみ合いながら展開してゆく双生児のようなものと思われる。

2

二月も初旬、高校三年の浅野君が私の診療室に現われた。紹介状には、幻聴があり初期分裂病の疑いと書かれていた。見たところ容姿端正で、いかにも素直そうに見えるその表情からは、暗く閉ざされた印象は感じられなかった。

だが、訊《き》いてみると、確かに敏感性の被害関係念慮と幻聴がある。心に葛藤が内在して過敏となれば、外界の事象を安易に自分と関係づけやすいが、幻聴がともなうとなると事は容易ではない。関係念慮のほうは半信半疑で、被害妄想にまでは達していない。幻聴の内容は教師や級友の声で、〈おまえは模範生ぶっているが、成績はパッとしないじゃないか〉という類《たぐ》いのものであった。

しかし、初診時の私の質問に対し、同席の母親が喋《しゃべ》りたてるだけで、本人はそれを聞いて黙って頷《うなず》いている。母親に依存し共棲《きょうせい》している傾向が顕著であった。私は母親の過干渉を指摘して母親に待合室で待機《たいき》させた。

母親は見たところ人あたりもよく、社交的のようであったが、八方美人的で他人様《ひとさま》から悪く言われぬようにと、幼児期から本人をたしなめていたという。真面目で融通のきかぬ模範生として成長したのは、それも一因かもしれぬと患者に指摘すると素直に頷《うなず》いていた。一方、私大を出て大企業の部長にまで昇進した父親は、現在は子会社の役員をしているが、教育は母親任せで放任しているという。

母方の叔父は国立大を出て大企業の幹部になっていて、少時から学校の成績については、母に口うるさく言われていた。発症のきっかけは、憧れを抱いた同級生の女子に近づけず、彼女が他のクラスの男子の一人と親しくなったことにあるらしい。母親を同席させた上で、青年期危機の分裂病的な反応にすぎず、幻聴があっても、ほんものの分裂病とはいえぬと説明し、直ちに学校を欠席するよう指示した。

次回より通院服薬のほかに月一回五十分の面接をするようすすめると、本人は素直に応じたが、母親は受験をひかえての休学に不服そうであった。病気が悪化して長期入院となってもいいのかと説得すると、しぶしぶ承諾した。

予備校に入り、五月から月一回の精神療法的面接を開始したところ、六回目の面接で、幻聴が聞こえてきたらテープを聞いて自分を納得させたいので、幻聴がどうして起こるのか説明して欲しいというので快《こころよ》く承諾した。受験不安はかなり強かったが、以後はそれなりに落ち着いて勉強できるようになった。

翌年、第一志望は落ちたが、高名《こうめい》な私大に合格している。浪人中は友人もできなかったが、地方出身の大都会の雰囲気に戸惑っている新入生に接近したところ、喜んで応じてくれた。文化サークルとテニスの同好会に入って周囲への気がねも薄れ、顔も陽焼《ひや》けして、見かけもだいぶ逞《たくま》しくなった。だが、以後も些細《ささい》なことで不安になると幻聴が起こるが、以前ほど気にならなくなったと述べている。

被害的な関係念慮も幻聴様の体験も、心に痛みを感じまいとする過剰防衛反応による幻影にすぎず、心的葛藤の緊張破綻による分裂病の発症とまではいえぬであろう。最近になって、塾の先生の声の背景には母親への怖《おそ》れがあり、その投影現象だとようやく納得しはじめている。一種の置き換えともいえる現象である。

幻視にしたところで、見えたものが自分の外にある実在と認知するか、無意識のなかに潜在している不安や恐怖の外界への投影としての幻想と感得《かんとく》するかは、当の本人の自我の強度いかんによると思われる。朦朧《もうろう》状態のヒステリー患者が幽霊と見たものが、一夜明けてみると、壁に浴衣《ゆかた》がかかっていたとなると、それは錯視《さくし》である。そうなると、錯視と幻視との差も紙一重《ひとえ》である。

また、妄想が生じたからといって、ただちに初期分裂病と診断するのも早計である。井原さんは若い頃、東欧に渡って放浪し、派手《はで》な誇大妄想を生じて日本に送還《そうかん》された。入院する破目《はめ》とはなったが、今ではまったく健常で働いている。退院後、月一回の精神療法を続けている間に、いくつもの資格をとるという能力の持主《もちぬし》であった。

父親は公立大の法学部長まで務《つと》め、定年後も私大の教授をした人で、表面的には謹厳実直で温厚な人物に見え、母親も短大の家政科の教授から副学長まで務めた学者一家である。母親も一見したところ、知的で思慮深い人に見えた。だが、精神療法の過程でいろいろなことがわかってきた。

父親は教授という社会的な役割イコール自分だと思いこんでいて、家に戻っても教授という権威の裃《かみしも》を脱《ぬ》げぬ人であった。ユングに、ペルソナという言葉がある。仮面のことであるが、肉付《にくづ》きの面のように、役割とおのれ自身とが分離できずに密着している。私たちは社会的には一定の役割をもつが、家に帰れば夫であり父である。

だが、この種の人物は、家庭のなかにまで教授の尊大さをもちこんでしまう。母親は明治の厳格な家庭に育ち、嫁しては夫に従えという修身が身についているらしく、女性としては知的なインテリなのに黙々と夫に従って、表面的には波風を立てぬ人であった。これでは気楽に発散もできない。夫を家庭内でも権威に仕立てあげ、息子を両親にさからわぬよい子に育ててしまった。

大学を出て企業に務めた井原さんは、やがて次の定期人事移動で係長に昇進すると内示されてから不安となり、人事が発表されて数日後に東欧へと飛び立った。いわゆる蒸発である。

父が若い頃にドイツに留学した影響もあって、子供の頃から東欧の歴史に興味を抱き、ゲルマン民族を圧迫して西へ南へと大移動させたフン族に多大の関心を寄せていた。フン族は匈奴《きょうど》の一派で、中央アジア高原からヨーロッパに侵入し、ハンガリー帝国を建設した部族である。

自分でもわけのわからぬ不安と焦燥感にさいなまれながら、ドイツ語が話せるだけに転々とハンガリー国内を旅しているうちに、突然わけもなく昂揚感とともに血統妄想が出現した。父親への反抗を完全に押し殺して成長した模範的な好青年の、心の闇の底にたまっていたガスのようなものが噴出《ふんしゅつ》した趣《おもむ》きであった。父親を乗り越えることへの恐怖を自覚したのは、精神療法を初めてから三年を経過した時点でのことであった。

この妄想反応は父とのエディプス的な葛藤を意識から排除し、父親との競争場裡《じょうり》に足を踏み入れることへの恐怖が内在していたことに起因すると考えられる。昇進という事態に直面させられ、潜在していた恐怖が顕在化して、それまで父との競争心を抑圧して認めてこなかった心のメカニズムが均衡を失い、その破綻から突如として噴出した誇大的な幻影にほかならない。井原さんがそこを乗り越えようとするまさにその時期に、母親が抑鬱状態となって入院するという事態が起こっている。

3

私が「境界線症例」を自費出版して世に問うたのは一九五八年（昭和三十三年）のことであった。日大の井村教授が「いわゆる境界例について」という紹介を日大医学雑誌に発表したのは、それより二年前のことである。それに眼をつけた三浦教授が、日本における症例を集め、一冊の本にまとめるよう私に指示したのはまさに炯眼《けいがん》であった。

私は勇躍して手をそめた。一時的には精神病的な破綻を示して初期分裂病と診断されたり、通常の治療に反応しない重篤《じゅうとく》な神経症として処理されてしまう幾多の実例があるとは私も感じていた。これらの人びとは、精神内界の重い葛藤を心の底に引き摺りながらも、辛うじて最後の一線で人格の崩壊からまぬがれていると思われた。このような事例を、簡単に初期分裂病と診断してしまうことは、暗い結末を予測して、不治というレッテルを張りつける結果となる。

それから二十七年後に金剛出版から出版された「境界線例」は、私の論文の縮刷復刻版であるとともに、小此木以下の慶応グループの七年後の予後調査を併せたものである。そのなかで私は、次のように述べている。

〈私の論文が発表された翌三十四年、シュマイバークによって臨床単位としての境界例が発表されて以後、境界例の研究は、人格構造論的な方向へと進んでいった。それは遺伝要因を重視すぎるために、わが国の学会から抹殺された精神病質を、精神力動的な視点から捉え直そうとしているかに見える。その当時、私は症状を現わさぬ限り、性格神経症、精神病質といわれるものは、意識的に研究対象から除外した。

また、経過中に鬱症状を呈するものが多かったが、そこまでは踏みこまず、鬱との関連は、今後の課題であると指摘するにとどめた。現在、境界例を分裂タイプと境界タイプに分類して、後者と鬱との関連が注目をあびつつあるのは、境界例研究の原点に立ち還《かえ》って、境界状態の再検討の気運が動いているかのようである。

あえてつけ加えるならば、今後、境界例をさらに発展させるためには、分裂病および躁鬱病の定義自体、もう一度、厳密に整理する必要があるのではなかろうかと考えられる〉

ここに提示するのは、十五年にわたって私が精神分析的な精神療法を実施した梅野さんの記録であり、「境界線症例」に記載したものである。当時、私も若かったが、梅野さんも治りたいという意欲が旺盛で、最初の五年間は週一回、次の五年間は隔週に一回、最後の五年は月に一回、ほとんど欠席することなく通《かよ》いつめた。ここでは主《おも》に、動揺の烈しかった治療初期について述べることにした。常に自我の統制力が破綻の危機に瀕《ひん》しながら、何とかそれをまぬがれ得た点に注目して欲しいからである。

梅野さんが入院のため病院に来たのは、昭和三十年一月のことである。当時、私はまだ慶応の医局にいた。その前年、父親の縁故を拒否して自力で一流企業に就職しようとしたが、一次は通っても二次の面接試験でどこも落とされ、母校の教務課に勤めることとなった。友人たちはみな一流企業に入社したのに、大学の成績は優秀だったのに、自分だけが不合格となったことで、強い羨望の念を覚えている。

以前から自分の容貌が醜《みにく》いという劣等感を抱いていたため、就職後しばらくして廊下を通った時、立ち話をしていた女子職員たちが、自分の顔を見て笑ったと感じたのが契機《きっかけ》で、真面目《まじめ》に働いているのだから、笑わないようにして欲しいと上司に申し出た。五月上旬のことである。そのため、外来精神療法を受けることになったが、症状は急速に軽快して十月には職場に復帰している。

ところが、それから一ヶ月後、刃物で父を殺す夢を見て、ショックを受け、父親殺しの恐怖とともに、精神病になるのではないかと、生々《なまなま》しい恐怖をともなう強迫観念に捉われはじめた。同僚の言葉をも被害的に解釈して不眠となり、恐怖のあまり夜間にしばしば母のもとに行って起こすようになったため、入院の破目となった。

入院時、自分の病気は強迫神経症ではないかと思うが、分裂がかっていると述べたので、一応は病気だという認識はあるものの、診断は初期分裂病の疑いとされた。入院後は私が主治医ということになった。面接してみると、精神療法を受けた先生に負けないようにと、精神病理や精神衰弱の本をやたらに読んだので、症状を自分でつくっているような気がすると言っている。一ヶ

月後の日記には、

おひさまニコニコ笑ってる
父親に兄弟が怒られている
誰かが言ってる　さいざんす
父親が、おいA君有難う
眼が大きくなってチラチラする
寒くしたのはお前だろう
魔！　Bさん Cさんの姿がちらつく
おまえに何と聞えたか
あの音はおまえをぶつ音だ
おまえのこと言ってんだよ
多くのことが恐いだろう、アクマ

と走り書きしてあった。私はこの散文詩のようなものを読んで、父親との葛藤に追いつめられた梅野さんの心的風景が、何となく理解できるように思われた。分裂病の初期というものとはひと味《あじ》違うと感じられた。

当時は現在のようにさまざまな向精神薬は開発されておらず、本人も希望もあって電撃療法を実施した。二月初旬には先輩医師から話し方が爆発的で、観念連合に了解しがたい点があるので分裂病だろうといわれたが、私は納得しなかった。

二月下旬の面接時には、〈先生と話していると頭痛がする。自分のことを、ウメどうしたというような言葉が浮かび、友だちが言っているような気がする。その言葉に強制されそうで、自分の行動に主体性がなく、機械的に動かされる〉と、分裂病のさせられ体験のような不安を訴える一方、〈自分の頭のなかに浮かぶだけで声としては聞こえないから、幻聴ではない〉とも述べている。

通院で精神療法を行なった別の先輩医師への競争心が潜在していて、私に対しても対抗心と、それから派生する猜疑が低迷していることを推察させた。

不安がやや軽快した三月の中旬、試みに外出させたところ、乗物のなかで発狂して変な行動をするのではないかと恐怖が起こり、書店の店先に立つと、本を盗んでしまいはせぬかと恐怖が起こった。しかも、自分の行動を他人事《ひとごと》のように、ウメはこれから飯《めし》を食うのだといった言葉が浮かんだり、人を殺すのは今だという言葉が出てくる。精神錯乱《さくらん》におちいるのではないかと脅《おび》えた表情で訴えるので、当時、私が実践しはじめていたインシュリン・サブコーマ療法を精神療法的な面接と並行して試みた。

サブコーマ療法は、インシュリン衝撃療法の変法で、昏睡までには至らぬ亜昏迷状態で、ゆっくりブドー糖静注をして覚醒させたあと、甘い糖水を哺乳瓶で飲ませ、乳幼児の愛情欲求を満足させることを目的とする退行促進療法である。神経症水準以下の患者で、重い分裂病を除いて実施することにより、言語的な精神療法の前駆段階の治療として、効果が期待できると考えていたからである。

五月中旬になると、その手記には、〈社会の門を叩いて一年余、夢想したところと違うが挫《くじ》ける必要はない。また、変に力《りき》む必要もない。環境に上手に調和してゆける生活が、私に要求されるのではないか〉と書かれ、だいぶ落ち着きをみせてきている。そこで退屈を訴えはじめた五月下旬に退院を認めた。

退院時診断は、入院時の幻聴様体験は仮性幻聴であり、させられ体験への移行傾向はあってもほんものとはいえず、真正の妄想も存在しないと但し書きをつけた上で、仮性分裂病状態とした。二ヶ月間、家庭で静養したあと、週一回、五十分の通院精神療法を約束して退院していった。

梅野さんの家庭は、兄と一歳上の姉と弟との六人家族である。父親は昔の高等小学校を出ると単身上京して、昼間働きながら夜学を出て中堅企業の部長にまでなった人物である。

だが、若い頃には晒《さらし》の腹巻きにドスをしのばせ、街《まち》の不良と喧嘩するくらい鼻っ柱が強かったと自慢し、家庭内では暴君であった。せっかく乳《ちち》を飲んでいるのに、会社から戻ると赤ん坊の梅野さんの頭をぐいと乳首《ちくび》から離して、自分の用を先に足させたと、母親は述懐している。夫に対してはまったく無力で、子供を庇《かば》うこともできぬ弱い母親であった。

男の子たちは可愛がられていた姉を除いて、父親の前ではすっかり萎縮していた。〈姉とくらべて不器量な顔をしている〉と貶《けな》されるので、梅野さんは幼時から父に名前を呼ばれただけでもビクッとして、恐怖的になったと述べている。五、六歳頃には、近所の子供たちから顔が凸凹《でこぼこ》とからかわれ、父の罵倒と重なり合って強い屈辱感をおぼえ、以来、容貌に関して劣等感を抱くようになった。

母親は蔭《かげ》では子供たちにやさしかったが、父親の前ではまったく無気力で、父のいうままで子供を庇《かば》うこともできなかった。したがって、男の子たちは父に口答えすることはできず、むしろ父親の顔色を窺《うかが》う態度に終始し、極めて従順であったという。梅野さんの学校での成績は、小学校の時から優秀であった。中学に進んでからは、一人で威張っている父を大きくなったら打ち負かしてやろうと、人一倍勉強したという。高校に入ってからも、成績は二、三番をキープしていたが、容貌への劣等感は強く、近所の娘に憧れたが、一度しか口をきくことができなかった。

兄は専門学校を出て勤め、弟も学校が嫌いで高校を出るとすぐ勤めたので、一流私大に進学はしたものの、自分だけがただで養ってもらっていると肩身の狭い思いをしていた。父親が〈おれは十五歳から自力でやってきた。二十歳までは親に養う義務があるが、それからは自分で生きろ〉と、口癖のように言っていたことが、重い緞帳《どんちょう》のように頭に垂れさがっているような気がしていた。喫茶店に入るのもわるいような気がして、友人と一緒に入ることもできず、父親が兄と将棋を指していると、お茶をついでやるなど気をつかっていた。

私は精神療法の技法として、自由連想法を採用した。一般には境界例の患者に実施すると退行を促進し、辛うじて保たれている自我の統制力が破綻《はたん》する恐れがあるため禁忌とされている。精神病患者に見られる退行とは、行動性が途絶して混乱し、情緒的な反応が爆発的な形をとる自動症的な原始的な反応の渦巻《うずま》きとみなされる。しかし、私は入院中にある程度の信頼感を醸成《じょうせい》し得たと考えていたので、あえて自由連想法に踏み切った。

私も若かっただけに、梅野さんと同盟して積極的に支持を与え、彼の父の高圧的な態度に対し、一種の義侠心《ぎきょうしん》のような無意識の感情が働いていた。そこには明治生まれの厳格な私自身の父親に対するエディプス的な葛藤の投影のあったことは疑いを容れない。まさに逆転移といえる。だが、逆転移をある程度自覚していて利用するならば、効果のあることも事実である。

私の梅野さんに対する肩入れは、あとから考えれば、梅野さんをスケープゴートとして何とか保っていた家庭内の均衡を破壊する結果を招いたかもしれぬが、これもやむを得ぬことであったと思っている。

治療の初期には、〈医者なんて料金をとっても、本当に自分のことを思ってくれているのか、蔭では父と共謀しているのではないか〉という疑惑が反復して生じ、車中で乗客にとりかこまれ脅迫されるのではないか、店先で何か盗《と》りはしないかという恐怖を反復語っていたが、それも徐々にその頻度は減少していった。

翌年一月には、生まれて初めて父親と口喧嘩となって家をとびだし、出張先の病院に私を訪れている。顔面蒼白、恐怖に戦《おのの》いているので、盃《さかずき》に葡萄酒を酌《く》み、初めて父と喧嘩できたと乾杯して祝福した。三日間の臨時入院をさせ、少量の向精神薬を投与したところ、三日目には不安もおさまり、迎えにきた母親にともなわれて退院していった。それ以後も少量の向精神薬投与を続けながら、自由連想法を継続した。それ以後、父の態度も微妙に変化し、以前ほど威嚇《いかく》的ではなくなったと告げている。

とはいえ、刃物を手にすると、これで父を殺してしまうのではないかと恐怖に襲われ、背すじが冷《ひ》やっとすると、面接のたびごとに訴えるようになっている。

〈それは心配ない。あなたは不安定のようでいて、理性的にはしっかりした面がある。心の底に鬱積した強い不安がたまっていれば、誰にでもそのような感情は起こるが、あなたは絶対に実行しない〉と、私も繰り返しサポートし続けた。

この頃から母親も父には終始圧迫され続けてきたと、梅野さんに愚痴をこぼすようになったため、意気地がなくて正当な抗弁もできないのに、子供に愚痴をこぼすのは卑怯だと、イライラして怒鳴りつけ、母や弟からも変わってきたといわれるようになっている。

七月末から食料品店でアルバイトをはじめ、同僚とも酒を飲みに行けるようになった。だが、父のように酒呑みになって嫌な性格になりはせぬかと不安になっている。父と将棋を指しても、気楽に冗談のように悪口を言えるようになったが、普段は圧迫される感じはとれず、言ってやりたいと思っても言えずにいると、こぼしたりするようになった。

九月の末には、治療のための週一度の欠勤が認められなくなり、店を辞め、しばらく家でぶらぶらしていた。それが原因で父に罵倒されて怒って衝突し、自分の病気を少しも理解してくれぬとくってかかった。父はおまえが出てゆかぬならおれが出てゆくと、三、四日親戚の家に泊まりにゆくという事態が起こっている。生まれて初めて父に勝ったような気がして、気分はいくらか楽になったと述べた。

十一月に入ると、近所の牛乳店の配達人兼外交員となっている。ところが、そこの主人が若い頃やくざであったと知って恐怖心が起こり、些細《ささい》なことで因縁をつけられるのではないかと不安を生じた。そこで、父親も若いころにはドスをもち、やくざがかった振る舞いをしたことを伝え、父＝やくざ恐怖を克服するためには恰好《かっこう》の勤め先だと激励しているうちに、恐怖も薄らいでいる。

真面目に働き、得意先もふやしたので、主人からも目をかけられるようになったが、まだ乗物恐怖は尾を曳いていて、通院以外には電車にも乗れず、配達区域以上には遠出《とおで》もできずにいた。

三十二年一月には、〈街《まち》の本屋のおやじも父親と共謀《ぐる》になっているのではないかとヒヤッとした〉と訴えるので、ふとしたことで不安の起こることは誰にでもある。だが、あなたの場合、すぐに恐怖となるのは健康な人とくらべると、なまの感情と明確な意識との間の距離が狭くて曖昧《あいまい》だからだと説明すると、大いに納得して、以後はそのような恐怖は薄らいだ。

ところが、四月に父が定年となり、会社の寮の管理人となって両親で会社の寮に移ったたまたまその日に、近所に火事があり、憎んではいる父であるが、やはりいてくれたほうがよいと強い不安を訴えている。そこで、親から精神的に自立するための試練《しれん》だと励ましたところ、間もなく不安もおさまった。

その後、姉のことで父親と喧嘩となり、激怒した父親が生活費の補助を打ち切ってしまった。その結果、経済的にも将来への不安が生じ、一時的に向精神薬を増量したが、不安が持続した。

かねてから地方に裕福な親戚がいると聞いていたのを思い出し、これは治療者の介入する事柄ではなく、本来なら自分で切り開くべき課題だと説明して、親戚に事情を打ち明け、出世払いの約束で借金を申し入れてはと示唆《しさ》した。幸いにも、手紙を出すと折り返し送金があったので、不安は鎮静している。特筆すべきはこの間、牛乳店を一日も休まず、不安をかかえながら勤務を続けた点である。

九月の面接では、母親に可愛がられている男の子を見ても何ともないが、父親に可愛がられているのを見ると強い羨望をおぼえる。本当のところは、父親を憎んでいるが、実は可愛がってもらいたい気持があるとわかったと、自己洞察をしている。

十月になって、実は歌謡大会に行ってみたいが、会場でやくざに取り囲まれて脅迫されると語った。大いに激励して行かせたところ、行ってみたら不安の起こったのは最初のうちだけで、大いに愉快だったと喜んで報告し、自転車で遠くにも散歩に行けるようになったと語っている。その直後のことである。いつまでも家事を自分に押しつけているのかと怒って弟と喧嘩となり、組み敷いて押さえつけたので自信がでてきたと報告した。

翌三十二年の十一月に、来月一杯で店を辞めたいと申し出たあと、やくざあがりの主人から義理人情を云々《うんぬん》して因縁《いんねん》をつけられるのではないかと不安となっていた。ところが、アルバイトでありながら、実によくやってくれたと感謝され、送別会を開いて金一封をもらったので人間不信も薄れ、ようやく気持も安定してしっかりしてきた。

ところが、二月に入ると健康保険が切れるが復職できるかと不安を訴えている。そこで、はっきりと、まずは不可能だと告げ、再スタートの覚悟をきめるためにけじめをつけるべきだと指示した。上司を訪れた結果、復職の件は諦《あきら》め就職運動を始めている。

ところが、四月上旬に運転手殺しの新聞記事を見て恐怖が起こり、〈先生は以前とくらべると恐怖が起こっても余裕がでてきたと言うが、私を欺《だま》しているのではないかと疑惑がおこった〉と述べている。だが、そのあと引き続いて潜伏していた感情の発散が一挙になされ、私は一瞬、驚かされた。

〈近頃は刑が甘い。自分が検事だったら、ごろつきなどは極刑に処してやる。生温《なまぬる》い刑罰では、また出てきたら悪いことをする〉と、激烈な調子でまくしたてたあと、〈実は先生にも黙ってましたが、検事になって父を見返してやろうと、大学四年の時に司法試験を受けたんですが、落ちました〉と肩を落として語っている。

しかし、その次の面接では、〈自分がもし悪いことをすると仮定して紙に書いたところ、まず尊属殺人、次には強姦、ゆすり、たかり、それも自分一人だけでは物足りぬから、手下を使って自分はピンハネし、その上、革命を煽動して社会を破壊して、うんと威張ってやるということになった。前は殺人の記事を見ただけでヒヤッとしたのに、われながら相当凄いことを書けたものだと吃驚《びっくり》した〉と語っている。

そこで、あなたはやくざに因縁をつけられはしないかとビクビクしてきたが、本当はあなたが他人に因縁をつけたいのだ。そのような破壊的な欲求が、あなたの内部にあった。語るに落ちたとはこのことですねと解釈したところ、素直に肯定した。しかも、〈もし自分が検事になれていたら、残酷な刑事になったでしょうね〉と、初めておのれの攻撃性の強さを認めている。

五月に入って、ビルの掃除《そうじ》会社のパートの職を見つけた。その勤勉ぶりが認められて、八月から正社員に採用されたが、仕事内容には不満であった。時として不安や動揺が顔を覗《のぞ》かせることはあっても、全体としては安定してきている。

翌年には、〈このままでは仕事にやり甲斐がない〉と述べ、職業訓練校に入って金型《かながた》を習って手に職をつけたいと言い出したので、私は大いに賛成して激励を惜しまなかった。やがて、そこを優秀な成績で終了し、ある中堅企業に就職できて工場で働くこととなった。

ところが、半年後に人事部長に呼び出され、働きぶりからみて経歴が腑に落ちないと問い質《ただ》されている。〈高卒として訓練校に入りましたが、実は大学を卒業したことは隠しました〉と率直に述べたところ、直ちに総務課に配置替えを言い渡された。

翌年の夏に結婚、長女が生まれたところ、娘は可愛いが、何となくイライラしてきたと動揺をきたし不安を生じている。そこで、伴侶の関心が乳児に集中したため、放っておかれると不満が生じて嫉妬心が起こっていること、姉が父に偏愛された羨望も混在しているようだと解釈した。〈母親が父の我儘《わがまま》に対して何も言えず、子供たちに不満を与えたが、これも家内から放り出された不満なんですね〉と苦笑していた。

それ以後は、高圧的な上司に変わると素直に従えず反抗し、不安や微かな恐怖が脳裏に浮かんで、配置転換を願い出たりしているが、人間関係のトラブルで多少の動揺をきたすことはあっても、定年まで勤めあげ、総務課長にまで昇進している。この時期、〈もし先生との出会いがなく、薬だけで治療されていたら、精神分裂病になって、今頃はどこかの精神病院に収容されていたでしょうね〉と述懐し、感謝していた。

鬱《うつ》もさまざま

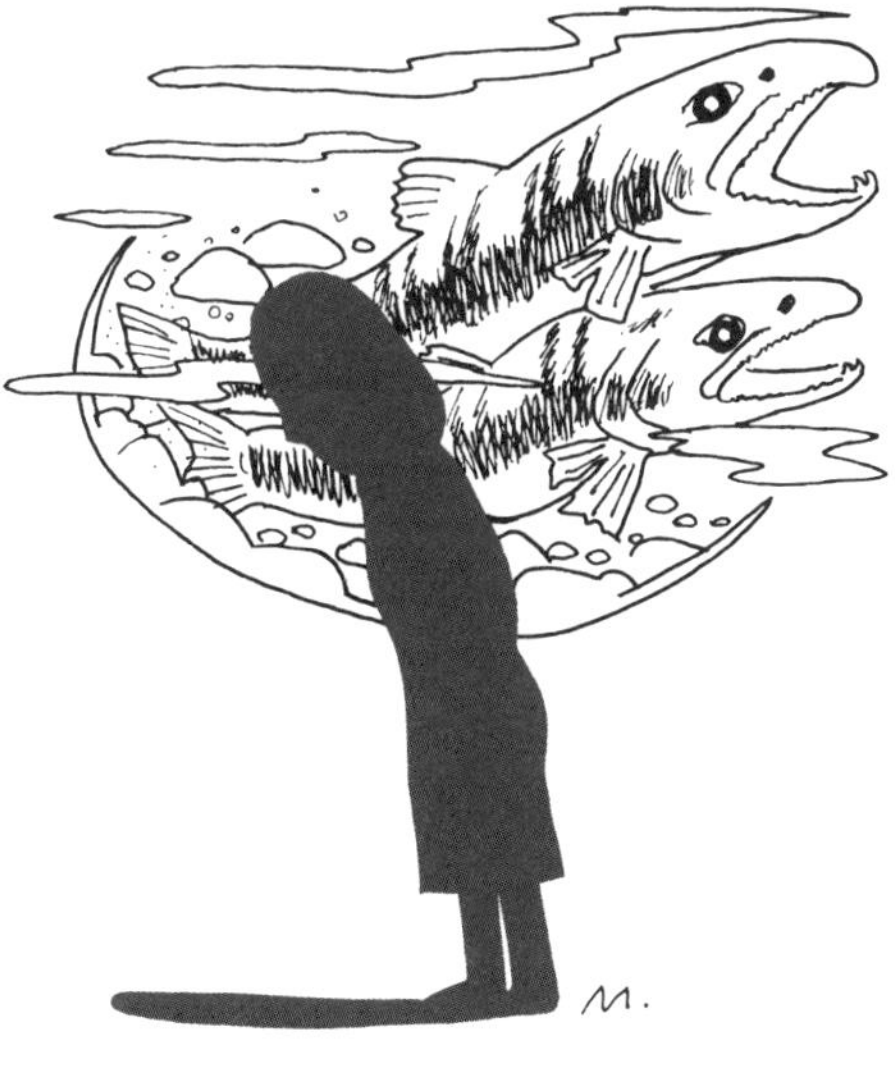

1

近頃、地球上の住民の五人に一人は鬱であるという調査結果の記事が載った。週刊誌などにも、鬱の記事が頻繁に掲載《けいさい》される今日この頃である。そのため、気易く精神科を訪れる人の多くなったのは、歓迎すべきことであろう。

だが、人間嫌なことがあれば憂鬱な気分となり、身近な人との別離の悲哀のあとに鬱が出現し、仕事が挫折すれば鬱屈とした気分になって当然である。健常な人であれば、一、二週間もすれば、そこから何とか立ち直れる。鬱だ鬱だと囃《はや》したてるのも、時代の流行なのだろうか。五人に一人という統計の中味はどんな実態なのかと疑いたくもなる。

現代は何とはなく慌《あわただ》しく世智辛《がら》い世の中となった。日本は高度成長の時代を経て、昔にくらべて豊かにはなったが、バブル崩壊後は、ますます変化のめまぐるしい金銭の力が増大する市場原理第一主義へと変貌している。人びとは神経をすり減らしてあくせくと走り廻る。退屈だとか、優雅《ゆうが》に倦怠《けんたい》だとか言ってはいられない。余裕もなくせわしない世相が眼の前に展開している。精神的にスタミナのない人は、どうしても鬱におちこみやすい。

昔は一つの業界の好不況の周期は三十年といわれていたが、現在では三年先のことすら不透明で、猛烈な変化のスピードに追いたてられ、同じ業界のなかでも優勝劣敗が極端にわかれる。かつては若年層の自殺が多かったが、今では中高年の自殺がそれを上まわっている。

昭和初期には金融大恐慌《きょうこう》もあったが、大正ロマンの残響があってそこはかとない心のゆとりもあり、憂愁《ゆうしゅう》の調《しら》べがある。失恋や人生への懊悩《おうのう》から自殺する若者も多かったが、そこにはロマンがあった。

昭和三十年代の終わり頃には、失恋の痛手《いたで》から自殺したいと、かつて周遊した北海道の網走《あばしり》海岸に赴《おもむ》き、挙動不審で保護されて入院してきた青年がいた。まさに若気《わかげ》の至りで、心因による反応性鬱病と診断された。ロマンチックな憂愁の翳《かげ》を引き摺り、若いだけに回復も早かった。

夕暮れのこの憂鬱は何処から来るのだろうか
だれもそれを知らぬ
（おお、だれが何を知っているものか）
それは夜とともに密度を増し
人をより強き夢幻へとみちびく

夕ぐれの時はよい時
かぎりなくやさしいひと時

（堀口大学）

鬱を訴える患者さんに私は、あなたに憂鬱な感情が起こるのは早期覚醒時か、それとも夕暮れの時刻かとたずねる。黄昏時《たそがれどき》の鬱は寂寥《せきりよう》感であり悲哀であって、ほんものの鬱ではない。あなたは寂しいのだと言う。

反応性の鬱なら子供にだって起こる。だいぶ以前のことになるが、愛くるしい少女が入院してきたことがあった。卒業を間近に控えた小学校六年生である。どうやら祖母の死が契機《きつかけ》のようであった。入院後、症状がやや落ち着いてから訊《たず》ねてみると、次のような事実が判明した。

一年前から脳溢血後遺症で床についていた祖母が、何かにつけて呼びつけるので、その存在がわずらわしくなってきていた。呼ばれればその都度《つど》、そばに行かぬわけにはゆかぬ。受験もさし迫って心せわしい時期なので、勉強の妨げとなってやりきれないと思いはじめていた。死の前夜には何度も呼ばれ、〈うるさいな、死んでしまえばいい〉と思ったところ、翌朝未明《みめい》、脳溢血の再発で祖母は本当に死んでしまった。これは彼女にとって大変なショックであった。心ひそかに思ったことが実際に起こってしまった。まさにこれこそ願望実現である。

不安に襲われた彼女は、母の懐《ふところ》にとびこみ慰《なぐさ》めてもらいたかった。だが、母には妹がピタッとくっついていて入りこむ余地がない。祖母は初孫《はつまご》である彼女を可愛がって母を寄せつけず、手許《てもと》から離そうとはしなかった。その結果、母と妹の結びつきが強くなり、母に親近感をもてずに成長してきた。父親も画壇では中堅として名も通《とお》っていたが、画壇の重鎮《じゆうちん》である祖父の権威は絶大で、気位の高い祖母のもとで、母もまた忍従の生活をすごしてきている。その頃は今とは時代が違っていた。

祖母の死は、彼女にとって耐え難い喪失であると同時に、幼い頃から可愛がってくれた祖母の死を、たとえ一時《いっとき》ではあっても願ったということで、罪悪感にさいなまれる結果となったのも自然のなりゆきであった。不安から次第に憂鬱となり、入院する破目となった。

祖母が床に就《つ》いてからも、母は彼女を庇《かば》うこともせずにきた。しかも、祖母の死後の彼女の不安を理解できず、受けとめることもしなかった。葬儀は華やかで人びとはせわしなく動き廻り、少女の心に起きている動揺や不安など顧《かえり》みる余裕はない。彼女の心の悲哀を理解した私は、ただちに母を呼んで一部始終を告げた。それとわかった母親はただちに病室に赴《おもむ》き、自分のいたらなかったことを涙ながらに詫びた。彼女が眼にみえてよくなっていったのは、それから間もない頃からであった。

私たちが精神医学を教えられた昭和二十年代の後半には、鬱病（躁鬱病）と反応性鬱病とに分類されていた。神経症も長びけば鬱気分も出現する。だが、それは一過性に出没するにすぎない。現在のように神経症鬱状態（抑鬱神経症）といわれて、鬱の遷延《せんえん》するものはなかった。鬱病は、分裂病とともに内因性精神病（遺伝的・体質的要因が大きいとされた精神病）の代表的なものとされていた。気質的な感情要因が優位とされ、感情性精神病ともいわれる。

典型的なものは感情が制止され、生命感情が沈滞《ちんたい》して抑鬱となり、悲観的な気分が心を占領して自分を責め、私は能力もなく周囲に迷惑をかけていると厭世《えんせい》的となり自殺したいという衝動を持つに至る。

さらに鬱が強度になると、悲観的な気分は妄想に似た確信にまで増幅され、無能力妄想や貧困妄想も出現することがある。鬱が極端にひどくなれば行動力も制止されるが、治療によりやや軽快に向かうと、観念的には悲観的な気分が存続しているにもかかわらず、生命力が賦活《ふかつ》してくるため行動力は復活し、この時期にはややもすると自殺という行動に走りやすい。

その反対に、極度の鬱にまでおちこむ前の段階で、そうはさせじと防衛が働き、跳ねあがるのが躁である。感情爽快・多弁多動となって、やたらに調子が高く躁《はしや》いだり、傍若無人《ぼうじやくぶじん》となって濫費《らんぴ》に走り、他人の迷惑も考えずに深夜でも電話をかけまくる。躁もさらに強度になると、誇大妄想となって気分が昂揚する。この二つの相が双極的に交替するのが躁鬱病であり、鬱だけが反復するのが鬱病である。

鬱病（躁鬱病）の基底には、循環的性格とか周期的性格といわれる気質があって、躁《はしや》ぎすぎの気味にみえるような調子のいい時期と、軽い憂鬱な気分の時期とが健常に近い範囲内で変動する。このような人たちが必ずしも躁鬱病になるとは限らない。気分が沈み、何もかも嫌になって仕事も手につかぬスランプの沈滞期はあっても、陽気で社交的なごく軽い躁気分の時期が続いて仕事もはかどり、世間的に成功するような人も存在する。

かつては、典型的な躁鬱病は明らかな心理的なきっかけもないのに発病するとされてきた。周期的に循環する気質に基づくと考えれば、当然の帰結である。だが、現在では単に気質的な遺伝要因だけではなく、乳幼児期からの成長過程での人格形成の歪《ゆが》みも重視されてきている。どこからどこまでが典型的な鬱病で、どこからが心因的な要因の強い反応性の鬱なのかとなると、これもまた微妙で判然とわけられるものではない。

最近、欧米では鬱に著効のある新薬が続々と開発され、日本でも公認されて実際に効果を挙げている。たしかに、薬物の進歩には眼を見はるものがある。しかし、薬だけで治ってしまう人も多いとはいえ、みんながみんなうまくゆくとは限らない。一時は治《なお》ったかにみえても、その基盤の一つを占める性格形成の歪《ゆが》みから、ちょっとしたことで、また鬱におちこむ人も案外多いものである。

人間誰しも一生のうちに一度や二度は憂鬱におちいるような体験をする。だが、いわゆる健常な人は失敗や挫折、あるいは別離や喪失を経験した以前の人間関係を、心のなかで再現し整理しなおすのが普通である。ところが、とかく鬱になりやすい人は過去の出来事を思い出して、あの時あんなことをしなければよかったと、くよくよ後悔する。

病的な鬱にまでおちこむような人は、現実に起きた事実を心の深いところで否認して、なにごともなかったかのように装《よそお》うとする。そのため、反省や現実検討がなされずにやりすごされてしまう。これでは立ち直れない。反省とは後悔と異なり、過去の失敗を冷静に想起し、二度と同じ轍《てつ》を踏むまいと考えるのが反省である。

昭和三十年代の半ば、私が精神科医となって数年たった頃、私大の某教授の躁鬱の日がわりリズムの論文を呼んで感銘をうけた。たしかに、躁状態では一日を十二時間ぐらいに感じるが、鬱になると時間のたつのも遅々《ちち》としていて四十八時間にも感ずるというのは首肯できる。精神生理的な面からの追究にも意義があると興味をおぼえた。だが、一般には分裂病と診断される例までも、躁鬱病と診断すると聞きおよんでいた。精神科の教授たちの間では話題となっているのに、当の御本人はどうやら御存じないようであった。

ある時、信州の松本で精神病理懇話会が開催され、私もそれに出席した。たまたま、北大の諏訪教授の司会でその教授の発表があった。だが、躁鬱のリズムがあるというだけで、語られる症例の診断はすべて躁鬱病としているのに驚かされた。噂《うわさ》はまさに事実であった。聞き終わってカチンときた。たしかに躁鬱の波は存在するが、従来から分裂病といわれたものの症状も混在している。その点をどう考えているのかが明確にされていない。ブロイラーも分裂病か躁鬱病かの問題は、どの点までが分裂病で、どの点まで躁鬱病かという問題に帰着すると指摘している。

つまり、本態は分裂病であるが、その課程で躁または鬱の発作の形で現われる場合、分裂病でありながら躁鬱の発作の形で現われる場合、分裂病でありながら躁鬱の機制を動員する場合もあれば、その逆の場合もあり得る。混合性に両病型の症状を有する単一疾患も考慮されるが、それが混合であるのか遺伝的・素質的に単一疾患であるかは、現在のところまだ不分明だとする見解である。

私も境界例について検討した際、症例の多くに見られる鬱症状の処理に苦慮《くりよ》し、躁鬱病と分裂病、さらに神経症との限界はそれほど明確ではないと指摘している。

そうなると、黙ってはいられない性分《しょうぶん》である。

手を挙げると、司会者からたしなめられた。

「今日は特別発表なので、質問は認めないことになっています」

だが、私の性分《しょうぶん》からしてそうやすやすとはひっこめない。

「腑に落ちないところがあるので、どうしても質問したいんです」

某教授は、しぶしぶ演壇に再登場してきた。

「私は先生の日がわりリズムを読んで感銘しました。しかし、今日の症例を躁鬱病と診断するのは納得できません。広い意味では分裂病圏で、非定型精神病と診断するなら納得できますが、あなたは精神医学を知っているんですか」

某教授は憤然として顔を紅潮させた。慌てたのは諏訪教授である。だが、どうやってその場が収拾されたかは、今となっては記憶がない。

懇話会が終わって帰京すると、医局に出勤した朝、三浦教授から呼び出された。教授室に入ると、正面から恐《こわ》い顔で睨《にら》みつけている。

「君！　よその大学の精神科の教授に向かって、あなたは精神医学を知っているかとは、何事だ！」

私はケロッとして事もなげに答えた。

「何とかの一つ覚え、あれは馬鹿ですよ」

呆気にとられ、三浦御大《おんたい》、何も言わずに私の顔を眺めている。鄭重に一礼して、私はさっさと教授室をあとにした。

それから二十数年はたったであろうか。あるパーティーに出席すると、諏訪さんがニコニコしながら声をかけてきた。

「やあー。武田君、元気かね」

精神医学界では衆知の人なので、顔はよく知っているが、専門分野が違うので滅多に会う機会もない。

「先生のことは知ってますが、私のことなんか知ってるはずはないですよ」

諏訪さんはニヤリとして言った。

「松本では君にえらい目に遭《あ》わされた。その場を収拾するのに、一苦《ひと》労させられたよ」

三浦教授という人は頭も切れるし、精神医学者としても神経病学者としてもひとかどの人物である。教室の統宰者《とうさい》としても、各研究室にものびのびとやらせるだけの包容力もあった。だが、自惚《うぬぼ》れだけは滅法強く、自分では自惚れているという自覚がない。それだけにやんちゃ坊主が父《とお》ちゃんになったようで、何となく憎めぬところがあった。しかも、軽い躁鬱の波があるので、躁気味の時にはまわりが迷惑する。

松本での精神病理懇話会と同じ年だったように記憶する。盛岡で精神神経学会が開かれ、神経内科の相澤教授も参加した。第一日目が終わって会場から出てくると、医局長の高橋進さんが私のところにやってきた。

「今晩、内科の相澤教授を招待することになってね。三浦先生には、助教授の牧田さんと私がついてゆく。武さん、すまんけど同席してくれないか」

「何でまた」と、私は怪訝《けげん》な顔をした。私のような若輩は関係ないはずである。

「いや、このところ先生少し躁気味でハイ（高い）なんでね。宴席でのなりゆきがどうも気にかかる」

「ええ、それはお安い御用だ」。こっちは料亭で酒が飲め、うまい料理にありつけるなんて願ってもない話である。進さんの心配そうな顔など気にかけず、私は一も二もなく承諾した。

白壁の塀をめぐらした古い料亭で、酒落《しゃれ》た門をくぐると、立派な座敷に通された。縁側のガラス戸ごしに、木立《こだち》に囲まれたこざっぱりした庭園が視野に入った。冬になってこんなところでの雪見酒ならもっとよかったろうにと思ったが、そんな贅沢《ぜいたく》を言える身分ではない。酒が少しまわって座が賑やかになってきた時、相澤さんのふとした言葉に、三浦さんが反応した。

「植松教授と喧嘩して医局をおん出た私は、民間病院の院長となったが、教授になって母校に戻ってきた。ゲマハト（させられ体験）だ。あんたなんか教室に居坐って運動して教授になった」

と応酬《おうしゅう》したからたまらない。

相澤さんの顔はみるみる蒼白となり、宴席はたちまち険悪な空気に包まれた。座を何とかとりもとうと懸命になって、牧田さんがしきりに弁解しはじめた。かえって火に油を注《そそ》ぐようなものである。相澤教授はムッとしたまま口もきかない。こうなっては仕方がない。

「先生、うちの御《おん》大将は少々おめでたくて、誇大妄想的なパラノイア（偏執病）みたいなもんです。まともにやり合うだけ馬鹿らしいですよ」

真っ赤になって、カンカンに起こったのは三浦さんである。

「君は何を言うのか。私に向かってパラノイアとは何事だ！　それでも精神医学をまともに勉強したと言えるのか」

冷静さを取り戻した相澤さんは、さすがに苦笑していた。三浦さんだって馬鹿じゃない。場所柄、言葉が過ぎたと気付いたらしく、巧みに話題を変えた。酒席が再び賑やかになったのはそれからであった。

神経症の患者などを対象として癒《いや》しの役割を担当したのは、遠い昔は呪術師であったが、やがて僧侶や神父（または牧師）へと変化した。だが、近代合理主義思想が浸透している現代では、精神療法医や臨床心理士などがそれにとって替わっている。宗教者にも基礎的な精神心理学の知識が要請される今日この頃である。人間の心の何たるかを追究する精神医学や心理学、あるいは言語科学と、患者を苦痛なく社会適応できるように誘導する精神治療とでは、おそらく次元を異にするであろう。

2

戦後の混乱と貧困の時代が終わって、高度成長期に向かい、飽食の時代ともなると、鬱状態の長びく抑鬱神経症（神経症性鬱病）といわれる人びとがふえてきた。

典型的な鬱病や躁鬱病が目立ってふえたわけではない。従来から几帳面で完全癖の強い人や、自己愛が強くて挫折に弱い人は鬱におちこみやすいといわれているが、抑鬱神経症になるのはそのような人たちに多い。どこか依存的で他人の眼を気にし、自らを律する強靱さに欠けている。かつては神経症の経過中に鬱の出没が見られる程度であったのに、それが長びくようになったのは、親の躾《しつ》けが甘くなり、超自我形成が未成熟で、固まっていないためと思われる。

入院してきた大手メーカーの営業課長の江坂さんは、地方の国立大の工学部出身で、技術畑ひとすじに歩いてきた。だが、世は技術革新、研究開発のリーダーに若い人が登用され、本社の営業課に配転された。元来、几帳面で完全癖の強い人である。営業課長ともなれば、幅広い製品知識が必要とされる。研究技術畑から移って戸惑いを覚えたのは無理もない。

部下と一緒に得意先を歩いて知らぬとなると、得意先からも部下からも馬鹿にされると不安になった。課長というものは、商品をすみからすみまで知っていて、それで部下を使うものと思いこんでいた。技術畑から転勤したので、わからぬと言っては、部下から舐《な》められ浮きあがってしまうと思ってしまった。

数ある会社の製品知識を、誰だっていっぺんに覚えられるものではない。知らぬことは知らぬで、その都度、部下から説明してもらえばそれですむ。江坂さんにはそれができなかった。会社の製品案内を家に持ち帰り、土曜も日曜もすみからすみまで眼を通して、必死になって覚えようとした。あせりは不安を喚《よ》び、不眠・胃痛・頭重が起こり、やがて鬱となって入院してきた。

個々の商品については、部下から教わりながら徐々に覚えてゆけばいいわけで、課長の職務は部下をいかに効率よく活用する掌握力にあるかということがわかっていない。自分の弱味を部下に見られたくないと、商品知識の吸収に躍起となっているようでは、部下をうまく使うこともできず、自分がまいってしまうと説明しても、わかったようで本当には納得できない。これが強迫性格者の特徴である。

強迫とは、心の内部から強く迫ってくるものに脅《おび》えている状態を指《さ》す。人は他人に言えぬ秘密をかかえるだけではなく、無意識の底に蠢《うごめ》く魑《ち》魅《み》魍魎《もうりょう》に不安を感じ、その深淵を覗きこむことを恐れて気付かずにいようとする。その秘密が他人に気付かれぬように、蟻の這《は》い出る隙間《すきま》もないように、万全の備えを固めて自らを守ろうとする。そこから完全癖が生じ、確認癖も起こってくる。それが置き換えられて、外部からの異物の侵入を防ぐために洗滌癖も生じる。

強迫神経症といわれるものは、確認や手洗いを何回しないと気がすまぬというように、呪術化され儀式化された病態をいう。防禦《ぼうぎょ》の力が弱ければ鬱におちこみ、内的な衝動が噴出すれば、精神錯乱や分裂病状態に移行することもあり得る。

また、自己愛の強い人も、鬱におちこみやすい。人は誰しも自惚《うぬぼ》れを抱き、自分が一番可愛いことに変わりはない。だが、自己愛が強いといわれる人は、他人もまた自分と同じように自己愛をもつという自覚がない。人間誰しも他人から認められたい、賞讃を得たいという欲望のない人はいない。地位や名誉や財産はそれで評価されるということで、自己愛を満足させる一つのステータスとなる。

あるメーカーの営業課長の尾形さんは、江坂さんとは反対に、自己愛も強く攻撃突進型の人であった。係長で抜群の成績を挙げ、本社の営業課長に抜擢《ばってき》された。部下の係長たちは、尾形さんよりなにがしかの先輩である。係長の時には部下を叱《しっ》咤《た》激励して突撃隊長として実績をあげたが、課長ともなると係長たちをまとめてリードしてゆかねばならぬ。初めのうちは張り切っていたが、係長たちのやることが生温《なまぬる》くて自分から率先して得意先にアタックしたため、係長たちの反感を買って浮きあがってしまった。

その頃から胃痛・頭重・不眠が現われ、やがて鬱となって自信喪失して、奥さんに自殺したいと洩らすようになったため入院してきた。子供の頃から自惚れも強く、機敏で喧嘩っぱやい攻撃的なタイプであったが、チーム・リーダーとしての自覚に欠けていた。入院後軽快してから表情も明るくなり、もう一度、一から出直しますと反省の言葉を口にして退院していった。

挫折を味わったこともなく、トントン拍子にエリートコースを歩《あゆ》んできた自己愛の強い人は、たった一度の挫折感で、悲劇的な結末を迎えることにもなりかねない。

今からだいぶ以前のことである。ある大企業の部長クラスの香山さんが鬱で入院してきた。父親は昔の官選知事という名門の出身で、同胞はすべて女というひとり息子のため、周囲からも期待されチヤホヤされて成長した。小・中・高とすべてトップで通過し、官立の大学を優秀な成績で卒業している。外国語も英・独・仏と会話も堪能《たんのう》で、同期入社のなかで常にトップで昇進してきている。前途を期待されたエリートであった。

ところが、今期こそ取締役に昇進すると期待していたところ、予期に反して地方の総支店長に配転され本社から転勤となった。しかも、同期入社の人が取締役に抜擢されている。ガックリした香山さんは快々《おうおう》として楽しめず、前途を悲観して不眠となり、鬱ということで紹介されて入院してきた。今までこれだけ業績をあげ会社に貢献《こうけん》してきたのに、社長も正当に評価してくれずに地方に左遷《させん》したと、恨みがましい気持に圧倒されてしまった。

挫折を知らずにきたためにショックに弱い。人生一度や二度の挫折を味わわぬと強くなれぬと言ってくれるひとがいても、聞く耳をもたなかった。人間誰しも自惚れを抱き、同時に劣等感をも併せもつものであるが、このような人は誇大自己の幻想が強く、おのれの弱さや愚かさを率直に認めることができない。

入院後しばらくしてから、会社から人事担当の常務に来てもらって事情を聞いた。誰もが優秀なことは認めているが、おれがおれがと鼻が高く、部下を思いやる器量に欠けるという評価であった。このたびの人事は、反対する幹部も多く社長も反対して実現しなかったという。地方勤めをしばらくさせ、苦労を経験してから昇任としても遅くはないという意見であった。

だが、このような自己愛の強い人には社長の思いやりも通ぜず、かえって逆恨《さかうら》みということになる。業績を挙げてきたのに、左遷《させん》されたという恨み節のみが心を占領してしまった。今でも次の世代の社長候補の一人であることに変わりはないということであった。しかし、常務も社長の真意を内々に伝えることはしなかったようである。

入院して二ヶ月を経過した時点で、たまたま虫垂炎となり、母校の外科に転院している。真偽のほどは定《さだ》かではないが、昔からガッカリ盲腸という言葉がある。落胆《がっかり》すると虫垂炎になるという。鬱は一時消失したが、手術が終わって身体《からだ》が回復すると、再び鬱症状が再燃したため、母校系列の病院の精神科に転院となった。身体の病気になると、神経はそっちのほうに集中して、いっ時、心の病みは忘れ去られる。だが、身体が回復してくると精神症状は再燃する。鬱屈した心の葛藤から解放されていなければ、かえって症状は増悪する。

それから一ヶ月ほどして、奥さんが私を訪れてきた。今の病院は薬物療法が主《おも》で、じっくり心の悩みを聞いてくれないので、私の所《ところ》に戻りたいという本人の強《た》っての希望であるという。あまり焦《あせ》らず、近いうちに外泊許可をとって本人に来てもらい、今後の治療方針を話し合った上で、どの時点で退院するかを相談しましょうと返事をした。

ところが、その夜、香山さんは病室で縊死《いし》している。奥さんの報告を聞いて、私にも見捨てられたと呟《つぶや》いたという。そんなことはない、少し時間をかけましょうと説得したが、沈黙したままであったという。私とのたびたびの面接で、ようやく心を開きはじめた時点での外科への転院であったため、精神療法的な対応は中途半端《はんぱ》で終わってしまった。

翌日、奥さんから電話で報告を受け、私は言葉につまった。それほど切端《せっぱ》つまったＳＯＳとは、私にも読みとれなかった。私の言葉でしばらくはそのままで我慢できると判断したのは読みが甘かった。やはり忍耐ということを知らぬ人であった。社会的な慣行《かんこう》にこだわることなく、私から主治医に連絡して、翌日移ってきてもらえばよかったと後悔したが、それもあとの祭、その日は終日、私の心は重かった。

バブル崩壊、長期低迷の現在、ますますポスト不足の状況となっている。近頃の若い人たちは三つのタイプに分かれるといわれている。昔のように昇進を望む一群、出世よりも仕事の内容自体の充実を求める一群、マイホーム主義で現在の生活をエンジョイしようとする一群である。

サラリーマンとして大企業に入社したからには、末は社長か重役かというのがかつての若い社員たちの夢であった。そうなると、摑《つか》めると思った、あるいは折角《せっかく》摑んだ地位を失いたくないのは、人情として当然のことである。ストレスがたまれば、胃潰瘍や十二指腸潰瘍などの心身症となり、挫折感にさいなまれれば、無気力や鬱にもなる。焦《あせ》れば焦せるほど気持は空転し、遂には奈落の底に落ちてゆくような絶望感を味わわされる。

去年のことであった。秋も深まった日のあるパーティーで、五十代も半ばかと見える見知らぬ人から声をかけられた。〈あなたはお医者さんだと聞いたが、先刻《さつき》から見ていると、酒も煙草ものんでいる〉というのが第一声であった。ちょっと伺いたいことがあるという。

大企業の常務であった。元気のない陰鬱な表情をしている。六月に常務に昇進して喜んだのも束《つか》の間、七月に予定されていた人間ドックに入ると、肝臓がまいっていると言われ、好きなゴルフも、酒も煙草も禁止されてしまった。ところが、九月ごろから何となく気力がなくなってきて、最近は憂鬱で朝起きるのもつらく、このパーティーにも無理に出席しているという。どうしたらよいかと訊《たず》ねられた。

人間すべての欲望を一度に断たれれば、無気力、憂鬱になり、仕事への情熱も失われるのが自然のなりゆきである。城攻めの要諦《ようてい》は、逃げ道を一ヶ所残しておくことである。そうしなければ窮鼠《きゆうそ》猫を咬むで、死にもの狂いで猛攻撃されて手を焼くことになる。人間ドックの内科医は、おそらく酒も煙草ものまぬ人であろう。身体中心にみれば、過激な運動も酒も煙草も、症状を悪化させ、百害あって一利もない。

私は家庭の状況を訊ねてみた。息子は二人とも大学を出て社会人となり、既《すで》に結婚しているという。それなら後顧《こうこ》の憂《うれ》いはない。身体と相談しながら少量の酒ぐらいは飲むか、それとも指示通り禁欲を続けるのか、要は、選択の問題である。心身は一如《いちによ》であって別のものではない。

無気力のまま仕事に打ちこめずに任期一杯、窓際族《まどぎわ》みたいな生活を送って周囲の期待を裏切るのか、死んでいいと思って少量の酒をたしなむのか、それはあなたの決断次第である。息子さんたちが一人前になっているなら、死んでもいいじゃないですかとアドバイスした。内科の医師と相談して決《き》めて下さいと話を打ち切った。それから三ヶ月ほどして病院に訪れてきたその人は、お蔭で元気を取り戻しましたと、礼を述べて去っていった。

私がかつて月に一回、精神療法を実施した女流詩人は、約一年で鬱から解放された。そのあと、鬱のひどかった時のことを書いた一篇の詩を見せてくれた。はたから見れば、何もせずにただ茫《ぼう》然《ぜん》と無為無気力にすごしていると見えるであろうが、当の本人はそこから脱《ぬ》け出したくとも、脱け出せない焦燥に駆られている。あたかも二十日鼠の廻す車のように、心のなかはせわしなく様《さま》ざまなつらい思いが駈けめぐっていて、そこから外に跳《と》び出そうとしても果たせぬ苦悶《くもん》の光景が描写されていた。

外来診療をやっていると、発作的にリストカットをするような自殺願望をもつ若い女性とも遭遇する。いままでいろいろな精神科を受診したが、一向《いっこう》によくならない。何度も過剰服薬やリストカットをやったりしたが、そう簡単に死ねるものではないので厄介だ。常に憂鬱な気分で、死んだほうがサバサバすると思うと、執拗に訴える。入院は当然、頑強に拒否するし、ましてや精神療法を受けようとする気などさらさらない。境界例人格障害の慢性抑鬱状態と名づけざるを得ないような人たちである。

ある二十五歳の女性のごときは、短大を出て勤めはしたが長続きせず、何度も職場を変えている。訊《たず》ねてみると、父は酒飲みで浮気者、母はヒステリックですぐカッとなる。両親の喧嘩は絶えず、幼時からハラハラしながら、仲裁役となって成長したという。庇《かば》ってやっていた妹は、いつもスルリとうまく逃げて、短大を出るとさっさと結婚して家を出ていってしまった。何でこんな両親の子に生まれてきたのか。だから他人ともうまくつきあえず、勤めてみても長続きしない。生きていたところで何の希望もないという。

そう言われると、これでは自殺願望を抱くのも無理はないと思わず肯定したくもなる。私にしたところで、人の一生なんてはかないものだという思いが心のどこかにひそんでいるためか、時には人間の日常の営為なんて阿呆らしいと思うこともある。

こんな人と何回も対面していると手を焼いて、こちらも根負けしてどう手助けしてよいかと困惑させられる。考えようによれば、私たち人間なんていうしろものは、地球という小惑星の寄生虫のような存在にすぎず、そのなかの一匹が消えたところで、どうということもない。死ぬのも一つの救いなのかもしれぬと、自殺願望を肯定してあげたい気も起こらぬでもない。

だが、外来にきている以上は、よくなりたい願望もひそんでいることは疑えない。こんなふうに治療が膠着状態になると、やむを得ず少々時間をかけて説得にかかる。

〈テレビで鮭の産卵の場面を見たことがあるでしょう。産卵期になると、鮭たちはあなたのように余計なことは考えずに、ただひたすら狭い川を押し合いへし合い遡《さかのぼ》ってきて、産卵が終われば力尽きて死んでしまう。人間の誕生にしたところで、億という精子がひしめき合って子宮に突入する。あなたの精子がほんの一瞬早く子宮に突入したから、あなたは生まれてきた。隣の精子が先に突入していれば、あなたはこの世に存在しなかった。生まれちゃったのよという宿業《しゅくごう》はまぬがれない。生まれたという事実をまず受け容《い》れてから、今後のことを考えてゆきましょう〉と。

説得などというものは、その時には耳に入らなくて当然である。しかし、その時は納得しなくても、なかにはやがて治療に素直に応ずるようになる人がいないわけではない。

3

昔から初老期鬱病は治りにくいといわれている。若い時と違ってやり直しがきかぬという思いが強いからである。紹介されて入院してきた木村さんは、六十四歳の下顎の張ったいかにも頑固そうな風貌をしていた。ＪＲの駅前で代々質商《しちしょう》を営んでいるかなりの資産家である。

これもだいぶ以前のことである。質商は時代遅れの商売で、これから先の展望は暗いと見切りをつけた木村さんは、息子には違った道を歩《あゆ》ませようと思っていた。六十歳の時に、かねてからの総檜《そうひのき》の家を建てたいという念願を実現しようと、かなり広い敷地の中央に立派な家を建ててしまった。店舗《てんぽ》は駅に近い敷地の一隅にある。二年ほど前までは中堅企業の経理マンをやっていた息子は、自分の将来に見切りをつけ辞めてしまい、商売を手伝っていた。

ところが、世の中の流れが変わって質店が脚光を浴びはじめた。昔のように生活に困った人が泣く泣く人目を忍《しの》んで、質草《しちぐさ》を置いて金を借りる時代ではなくなった。消費ブームで若い人たちが平気で質屋にやってくる。新しい品でもあっさり質に流して、新奇な物と買い換える世相となった。格安な商品を店先のショーウインドーに陳列しておくと、結構買ってゆく人も多い。

これからは商売として成り立つと、息子は銀行から借り入れて店舗を改築すると言い出した。はたと当惑したのは木村さんである。見栄に駈られて、敷地のまんなかに立派な住居《すまい》を新築してしまった。もっと片隅によせて建てておけば、立派な店舗も建てられたのにと、後悔の念がおきて悩みはじめた。

不眠が昂《こう》じて鬱々として楽しめず、鬱状態となって入院する破目となった。やってしまったことは今さら悔《く》やんでもはじまらないと息子から慰められると、〈ああ、おれはとんでもないことをしてしまった〉と、嘆息するのみであった。入院後の抗鬱剤の服用でやがて症状も好転し、やってしまったことは今さら取り返しはつかぬと諦《あきら》めの境地となり、明るい表情で退院していった。

だが、元来が几帳面で物事をキチッとやらぬと気がすまぬ性格で、しかも、一つのことに執着する傾向の強い人である。通院に切り換えて三ヶ月もすると、また後悔がはじまる。庭に出て家を眺め店舗を見ては溜息《ためいき》をつき始める。

私から〈いっそのことゼロからスタートするつもりで、住宅を引っ張るか、ぶち壊《こわ》してしまって、店舗をひろげる決心はつかぬのか〉と言われると、引っ張って移すのは無理なので、壊《こわ》すより仕方がありませんねと同調するが、口では言ってもふんぎれない。たまりかねた息子から、ぶち壊す案が出てくると、そうしようと言うだけで、いざとなると決断できない。その反復で三、四回入退院を繰り返しているうちに、ボケが始まってしまった。

人生、諦めが肝腎である。五十代も後半の主婦、草野さんが入院してきたのは、だいぶ以前の四月も末のことであった。前年の九月に長女が結婚し、夫の転勤で四国に行ってしまったのが契機《きっかけ》となった。何となく寂しくなり不安となって、不眠がちの日が続くようになった。ところが三月に、大学を出るのでアメリカに留学すると長男に言われて仰天した。すでに父の諒解ずみということであった。

夫婦二人だけの生活となった四月以降、不眠も強まって何をする気力も失《う》せ、次第に鬱におちこんでいったという。このような状態は典型的な鬱病ではなく、抑鬱神経症の一種で空巣《からのす》症候群と呼ばれる。子供たちが成人して親もとから離れ、夫婦二人だけの生活となって、巣がカラになったという意味である。

このような例は、えてして夫の側にも問題がある。某大学の社会科学系の教授である夫は気難《むずか》しく、一緒に生活していると呼吸《いき》がつまるという。学校から帰宅すると、妻に玄関で三つ指ついて出迎えさせ、そのままずうっと書斎に入ると紅茶を運ばせるのが生活習慣となっていた。呼ぶにも〈先生〉と言わせている。私も二度ほど会ってみたが、大学教授ということで恰好をつけていてお話にならない。

妻が憂鬱になった責任の一半は、自分にもあるなどという反省はさらさらない。妻のことで相談にきたはずなのに、〈あなたの医師としての人生哲学はどういうものですか〉と、関係のないことを言い出す始末であった。これでは学校での講義も堅苦しく、聴《き》いている学生たちも退屈するだろうと同情したくもなる。大学教授が姓名を持っているようなもので、誰某という一人の人間が大学教授という役割を持っているという自覚がない。

ユングにペルソナという言葉がある。一人の人間が世間にどのような姿を示すかということは、個人と社会との間の一種の妥協の産物である。いわば弾力に富んだ防壁であり、適応のための仮面ともいえる。人はある職業につくと、いつの間にか習慣化した適応様式を身につけて、個人の心性、つまり自己はその背後に隠れてしまいがちとなる。

職業としての役割と融合してしまい、外界に対する役割としては適応しながら、個性的な特徴を感じさせないほどになるのを、ペルソナが硬直化しているという。いわば肉づきの面のようなもので、家庭にあっては夫であり妻であり、子に対しては親であり、社会にあって職業人であるという場面に応じての役割の変換ができなくなっている。企業の幹部、あるいは大学の教授という肩書きに一体化して、自分を見失っている人も案外多いものである。

草野さんは、このような夫からはエネルギーを撤退させ、その代わりに二人の子供たちを対象としてその成長に関心を傾けてきた。だが、僅か半年の間に、二人とも呆気《あっけ》なく巣立ってしまった。残ったものは空虚感だけであった。鬱症状が軽快した時点で、「あのように偏屈なご主人には反省など望めそうもない。離婚の決意をするか、変わり者の高等下宿人を置いたと諦めて、自分なりに生き甲斐を見つけるか、そのいずれかを選ぶしかない」と私に言われ、今さら離婚しても仕方がないから後者を選ぶしかないと、苦笑しながら答えている。

その頃は病院には現在のようなデイケア施設がなかったので、新宿のカルチュア・センターにかようことになった。娘時代に習っていたお茶と生け花、俳句の教室に病院から習いに行き、二ヶ月後にはさっぱりした表情で退院していった。

ボケと鬱とを見わけることも、また大切である。近藤さんは中堅企業の営業担当の副社長を退任した七十歳の人であった。創業者である先代の社長と苦楽をともにしたベテランの営業マンである。退任にあたって二代目の社長から週二日の非常勤顧問を依頼されたが、老兵は静かに消え去るべきであり、それが男の美学であると、近藤さんはきっぱり辞退したという。奥さんと長男の嫁に付き添われ、紹介状をもって私の前に現われた近藤さんは、苦《にが》り切って憮然《ぶぜん》とした表情をしていた。

奥さんの述べたところによれば、会社を辞《や》めてからしばらくは庭いじりをしていたが、元来が仕事以外に趣味を持たぬ人で、だんだんと不機嫌になっていったようである。何か言っても時々ポカンとして、頓珍漢な返事をする。呆《ぼ》けの初めではないかと、奥さんは心配そうな表情であった。散歩したり、昔の部下だった人と交際してはどうか、そんなことをしていると呆けてしまうと再三忠告しても、頑固で聞く耳をもたず、近頃は私とは口も利かぬと不満顔であった。当の御本人は不機嫌そうに、どこ吹く風かという顔で、診察室の窓外の風景を眺めていた。

近藤さんにいろいろ訊ねてみると、どうやら呆けの始めではなく、鬱のはじまりと推定された。そこで、「あなたは呆けではなく鬱の初期である。もう一度、社長と話し合って週に一、二回、会社に出てみてはどうか」とすすめてみたが、頑として応じない。「しばらく通院してクスリを服《の》んでみましょう」と言っても、応答はなかった。

長男のお嫁さんが口を添えた。近頃は不機嫌がひどくなって、姑《はは》とは口も利かぬが、私には素直に応対してくれるという。そこで、「御本人は通院せずともよいから、あなたが隔週に報告にくること。できれば区の老人施設に通所して、入浴したらマッサージしたり、囲碁か将棋の仲間入りするように」と指示した。近藤さんは苦りきった表情で横を向いていた。

お嫁さんは見るからに温和《おだやか》な人柄で、私のアドバイスを実行しようと熱心に努力してくれた。そのお蔭で近藤さんも、一ヶ月後には老人施設に行くことを承諾し、集まってくる老人たちともだんだん口を利くようになり、二ヶ月もすると本人も通院してくるようになった。四ヶ月目に私の前に現われた近藤さんは、私の顔を見て照れ臭そうにしていた。

お嫁さんの話によると、ようやくその気になって社長に会いに行ったところ、大いに喜んで迎えてくれたという。その際、再び週二回は会社にきて、中堅や若い営業マンにアドバイスをして欲しいと懇請《こんせい》された。重い腰をあげて会社に行ってみると、みんながアドバイスを求めてやってきてくれるということであった。近藤さん自身も、「今では古くて通用しないところはあるが、やはり商売には勘が必要ですね」と笑っていた。昔からの体験を話して、現在にあうように取捨《しゅしゃ》選択《せんたく》するよう指導しているという。

近藤さんがあのまま家に閉居していたら、それこそ徐々にマダラ呆けがはじまり、本当に呆けてしまったであろう。それだけに初期の老耄《ボケ》と鬱とを見誤らぬようにすることは肝要である。

開業顛末《てんまつ》記

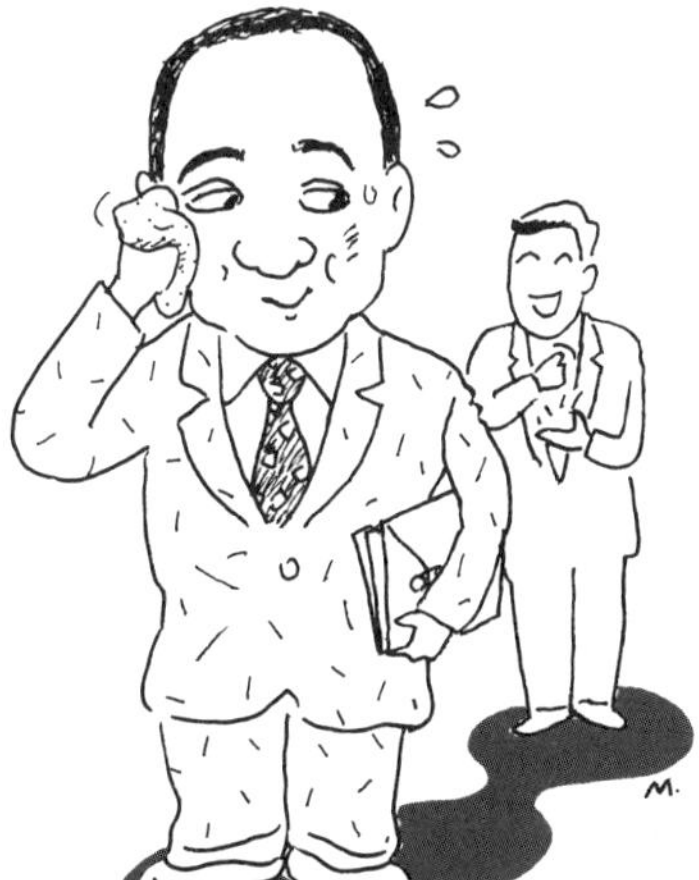

1

慶応の精神科に入局した私は、初めから脳天気な医局員であった。入局第一日目の朝、初めて医者となって上機嫌で看護室に入っていった。今日からフレッシュマン、よろしくとご機嫌で喋《しゃべ》っているところへ、三浦教授がツカツカッと気ぜわしく入ってきた。

「君、この手紙を出したまえ」

差し出された右手には、封書が三つ握られていた。生意気にも私は思わずムッとした。〈君、すまんが、この手紙をだしてくれたまえ〉と言われたら、素直に応じたはずである。だが、高圧的な態度がどうも気にくわない。ムラムラッと反発心が湧《わ》いてきた。

「おことわりします。私はこれでも今日から医者のはしくれです。誰かほかの人に出させたらいいでしょう」

「おっ、そうか」

三浦教授は吃驚《びっくり》したらしく、マジマジと私の顔を眺めたが、あっさり撤回した。手紙を手にしてトコトコ教授室に引き返す教授のうしろ姿を見送りながら、してやったりと悪戯《いたずら》小僧のようにほくそえんだ。

子供の頃から父親の威圧的な態度に内心反発をおぼえていたが、幼少期の怖《こわ》いイメージがつきまとっていて、よほど肚《はら》を据《す》えかねた時でないと反抗しない。だが、他人となれば気は楽である。医局に入ればおやじは教授である。納得できなければ反発して当然だと思っていた。怒られたところでしれたもの、こっぴどくやられるのは軍隊で経験ずみである。

当時の教授といえば、医局員の人事権を握り、関連病院にも睨《にら》みをきかす権威であった。教授がいかに偉いかということを、私はどうも知らなかったようである。よくも小生意気《こなまいき》な私を、黙って見逃してくれたものである。

教授は退任した時、私に言った。「面と向かって私の悪口を言ったのは、家内と保崎君と君だった」と。保崎とは、現在の精神科の名誉教授の保崎さんのことである。

明治生まれの父親には頑固者が多い。そんな父親に子供の時から圧迫され、内心の脅《おび》えを抱いている若者は社会に出ても、直属の上司が父親イメージと二重写しとなり、萎縮《いしゅく》してノイローゼになる例もままある。その点、三浦御大《おんたい》は短気な面もあったが、包容力もあった。各研究室の自由な研究を奨励し、医局の空気は闊達《かったつ》で伸び伸びしていた。そのお蔭で各自持てる能力を伸ばすことができ、精神医学の各分野で名声を高めることができた。

私は旧制小・中学校をとおして成績は一番になったことはあっても、級長とか列長とかという役割についたことは一度もなかった。秩序のヒエラルキーの枠にとらわれるのは、どうやら苦手《にがて》のほうであった。

医局に入ってからも精神分析をやると公言して、勝手気儘《かってきまま》に振る舞っていた。当時の三浦教授や塩入助教授が放任してくれたのも、自由な空気が流れていたからである。研究室長でもあった塩入さんは温厚な真面目な人柄で、私に対しても何ら口を挿《さしはさ》むことなく勝手にやらせてくれた。モラトリアム的な私は、将来の展望を考える気などさらさらなく、学位をとりたいなどと考えたこともなかった。

だが、一年後に精神分析の虫のような小此木君が入局してくると、居心地《いごこち》がいいからといって、いつまでもノホホンとしていていいのか、このまま医局にいたところで仕方がないのではないかという気も起こってきた。いっそのこと開業でもしようかと漠然と思いはじめていた。父親に相談してみると、案の定《じよう》いい顔はしなかった。

「おまえに精神病院など経営できるはずがない。内科のクリニックをやるというなら支援してもいいが、おれは知らん。それに、開業するからには医学博士という看板がなければ、世間は信用してくれない。開業なんて学位をとってからの話だ」

父の反対を押し切って精神科に入ったのに、今さら内科のことをもち出すなんて馬鹿馬鹿しいと思ったが、学位についてはそんなものなのかなと、世間の事情に疎《うと》い私も納得した。

いつの間にか医局に入って、三年が経過しようとしていた。昭和三十二年の初春、出張先の病院から戻った私は、気易くのこのこと教授室に入っていった。

「将来、開業したいと思いますので、学位論文のテーマを頂きたいんですが、インシュリンのサブ・コーマの覚醒《かくせい》時の対応技法ではどうでしょうか」

教授の返事は、それこそ冷たいものであった。日頃親しんでいた顔は消え失せ、心の扉《とびら》を閉じたような突っ放した言い方であった。

「私は精神分析で学位をとらせる気はまったくない。ましてや治療でとるなどとは論外のことだ」

これでは取りつく島もない。にべもない応答に、私はすごすごと教授室を引きさがった。

この治療法は、古澤先生の示唆《しさ》に触発され、出張先の日吉病院で試みた上で、二年にわたって精神分析学会で発表したものであった。分裂病の治療に用いられてきたインシュリン・ショック療法の変法といえる。詳《くわ》しいことは省略するが、ショックに入る前の半昏睡状態までにとどめ、覚醒する際に、哺乳瓶で糖水を飲ませて母性的に応対する。乳幼児期に体験した愛の渇《かわ》きを癒《いや》そうとする支持的な技法である。

乳幼児期の心的葛藤の残像が正常な発達を妨げると考えるからで、とりあえずそこを緩和させることから治療を進めてゆこうとする考えに基《もと》づいている。精神分析的な精神療法と同時進行をさせることができるという利点がある。反応性鬱病や軽症分裂病の昂奮状態などに試みて著効が認められた。当時は現在のようにすぐれた抗精神病薬はまだ開発されていなかったので、治療的意義に充分にあったといえる。

しかし、治療じゃ駄目だというのなら仕方がない。いったんこうと思い込んだら、そうたやすくは引きさがらぬのが私の性癖である。そこで頭に浮かんだのは、教授が〈うん〉というまで、日曜のたびごとに自宅を訪問してやろうという作戦であった。われながら面白い思いつきである。三浦さんはカトリック信者だと聞いている。八時すぎには家を出て、日曜礼拝に教会に行くだろうと勝手に想像した。五時半に家を出れば、七時頃には郊外の先生のお宅につくはずである。

早朝の訪問に、三浦さんも吃驚《びっくり》したようであった。応接間には通されたが、不機嫌な迷惑顔である。

「学位をとりたいので、何かテーマをもらえないでしょうか」

「まあ、ゆっくり考えてみよう」

呆《と》ぼけたような気のない返事である。それが当然だとはいえるが、冷たいといえば冷たいものであった。その頃、教授はまだ五十歳そこそこであったが、小作りの顔は年のわりにはいつもより老《ふ》けて見えた。とりつく島もない。私は早々《そうそう》に退散した。

二回目の訪問には、さすがに驚いたようであった。

「次の日曜までに考えておこう」と言ってくれた。その日は玄関先で辞去した。

三回目にはすぐに応接間に招じ入れてくれた。

「ロールシャッハ・テストの研究をやってみるかね」

「それはたしかに面白いテーマですが、やるからには中途半端《はんぱ》なことはしたくはありません。心理テストにひととおり精通するには、一年以上はかかるでしょう。それから手がけていては、開業がそれだけ遅れます。古典的な精神病理と精神分析を結びつけるようなテーマはないでしょうか」

それを聞いて、三浦さんは私の顔をまじまじと見つめた。こいつ本気で取り組む気なのだなと納得した表情であった。

「ふうむ、私はアンリ・エイの器質力動論にかねてから関心を持っている。来週までにじっくり考えておく、もう一度来なさい」

これでどうやら突破口が開けたと、私は内心ホッとした。

次の日曜には上機嫌で私を応接間に迎え入れてくれた。

「あれから熟慮したが、君の先輩に指示したものの遅々《ちち》として進まず、お手挙げになっているテーマがある。それを君にやってもらおう。いま欧米では分裂病と神経症との境界領域が問題となっている。彼女には手に負えんらしい。どうかね、君やってみる気はあるか」

私は内心小躍《こおど》りした。

「実は私が今手がけている二例の患者は、分裂病とは言いきれず、それこそぴったりの症例だと思います。是非やらせて下さい」

大きく頷《うなず》いた三浦さんは、上機嫌であった。

「今日はうちの家族と一緒に朝食を食べて帰りたまえ。ところで、とりあえずこの本を熟読するように」

渡されたのは、フランス語のエイの著作であった。フランス語など私に読めるはずがないと当惑したが、まあ、何とかなるさと有難く受けとった。これには後日譚《ごじつたん》がある。私の頭に浮かんだのは、フランスに留学した同期の堀内（なだいなだ）君である。嫌がって逃げまわる彼をしぶしぶ納得させて週一回、自宅を訪れてエイの論文を意訳してもらうこと四たび、その都度《つど》、ソルボンヌ出身のフランス人の奥さんの手料理を御馳走になった。もつべきものは友達である。

さっそく古澤先生に報告すると、

「これは素晴らしい朗報《ろうほう》だ。精神分析学会にとってもプラスになる。まずロバート・ナイトの論文を熟読玩味《がんみ》して、それから関連する諸論文を読みなさい」と、相好《そうごう》を崩してわがことのように喜んでくれた。

一ヶ月ほどして教授室に呼ばれると、五年先輩でのちに昭和大の教授になった竹村（堅次）さんが坐っていた。

「竹村君はいま、非定型精神病の厚生省研究をやっている。分裂病と神経症との境界領域の論文をつくるには、症例の集積が不可欠だ。さいわい、竹村君が研究対象外とした症例が百五十例ほどあるそうだ。竹村君には、君に協力するよう頼んでおいた。症例を譲り受けて充分に吟味しなさい」

わずか二例の症例しかもち合わせていない私にとって、それは望外の助け舟であった。竹村さんは初めから好意的で、五年先輩とはいえ道草をくった私とは同年輩なので、初対面から気が楽であった。百五十例の症例を譲り受けた私は、そこから七十例を抽出した。竹村さんの勤務していた井ノ頭病院に行って、七十人の人たちを呼び出してもらった。殆《ほと》んどの人はすでに退院していたので、改めて来てもらって一人一人面接した。ひととおり終わったところで夏休みとなった。

そこで夏休を返上して、すべての家庭を訪問することにした。汗を拭《ふ》き拭き一軒一軒探し当てての訪問はきつかった。だが、〈この暑いのに大変ですね〉と、大部分の家庭は喜んで招じ入れてくれた。探し当てての訪問は相当しんどい仕事ではあったが、人間その気になればやれるものである。集めた症例の内容を検討して三十二例を選び、私が精神療法を実施していた二例を加え、論文ができあがったのは昭和三十三年の夏であった。私より先に鳥取大の梶谷という人が境界例に取り組んでいると聞き、一日も早く仕上げねばと集中した結果である。

発表された梶谷さんの論文を読んでみると、外来患者の統計的な推移で、私が追究しているのとは一味違う《ひとあじ》と安心した。いざやるとなったら怠け者かと思っていたのに、案外エネルギッシュにやると教授は賞《ほ》めていると伝え聞いたのもその頃のことである。

三浦教授に論文を提出すると、意外なスピードに驚いた様子で上機嫌であった。

「五百枚以上のこれだけの枚数のものは、学術雑誌では掲載してくれない。せっかく仕上げたのだから、単行本として出版しなさい。幸《さいわ》い分裂病の非定型研究ということで、八万円の助成金をもらっている。竹村君と折半《せっぱん》して、それを出版のたしにしなさい。ペーパーがなくては、学位論文としては認められない」と。

三百部刷ったところ、十二万円かかった。百部を各大学の精神科教授と精神療法関係の偉《えら》い人たちに贈呈したが、あとの二百冊は買ってもらった。三年上の通称松つぁん（松島さん）が、教室関係者や学会で売り捌《さば》いてくれたので、結局差引きゼロですんだ。持つべきものは友人である。私が三これまで慶応の精神科で精神病理で学位をとったのは、宮城音弥と斉藤茂太の二先輩で、私のあと小此木君が最初となった。人目ということであった。精神分析プロパーで学位をとったのは、私のあと小此木君が最初となった。

人生、意外なことも起こるものである。東京医科歯科の島崎教授から精神科医局の研究会で、境界例について話すようお呼びがかかった。駈け出しの若僧が他大学で、発表させられるとあっていささか緊張したが、さしたる反論もなくスムースに終わってほっとした。島崎さんは、分裂症候群という病名を提唱していたので、私の論文に目をとめたようである。

翌年一月、学位を授与された。一息ついていると、佐世保の近くで病院経営をしている同期の友人が、急病で二ヶ月入院するという報《しら》せがあった。その間、私が逸見君の代診として、はるばる出張するよう指示された。休日には長崎や雲仙に遊び、舟で九十九島めぐりをするなど愉《たの》しもうと思っていると、九大の桜井教授からも声がかかった。太宰府での観梅会の日に、医局の研究会で発表せよとのお達しであった。

九大での研究会もとどこおりなく終わって、太宰府についた時には、あたりはすでに薄暗くなろうとしていた。観梅会の名をかりての医局の宴会と思われた。太宰府の天満宮は小早川隆景の造営によるもので、六千本の梅の木が植えられているという。たびたびの戦火による焼失を経て再建されたものだという。祭神の菅原道真は学問の神様として崇《あが》められている。

東風《こち》吹かば匂い起こせよ梅の花
主《あるじ》なしとて春な忘れそ

この歌は道真が藤原時平《ときひら》との勢力争いから讒言《ざんげん》されて太宰府に左遷された際、京都を離れる時に詠《よ》んだもので、あまりにも有名である。道真は宇多天皇に親任され、右大臣にまで昇りつめた官僚政治家であったが、その内部には脱世俗的な学者・詩人という相反する二つの要素との葛藤のうちに生きた人であったようである。太宰府に配流《はいる》されたのは、次の醍醐天皇の代《よ》であった。

去年の今夜　清涼に侍す
秋思の詩篇　独り断腸
恩賜の御衣　今此《ここ》にあり
棒持して毎日　余香を拜す

道真は配流《はいる》の地に在《あ》ること僅か二年、五十九歳でこの世を去っている。六年後には政敵であった藤原時平が三十九歳の若さで亡くなり、その後、皇太子も弱冠《じゃくかん》二十一歳で薨《こう》じている。無実の罪で左遷された道真の怨念《おんねん》のなせる業《わざ》と風評の立つのも当然であった。醍醐天皇も後悔の念にさいなまれている。さらにその七年後には清涼殿に落雷があった。その際、配所の道真の様子を視察して粉飾《ふんしょく》した報告をした藤原清貫《きよつら》が胸を焼き裂かれて昇天するに及んで、天皇は道真の怨霊の恐怖に取り憑《つ》かれて崩御《ほうぎょ》している。

その頃の私は、道真が先帝の親任が余りにも厚すぎたため嫉視され、時平の策謀により左遷されたぐらいにしか想像していなかった。前掲の詩も、清涼殿での賜衣を偲《しの》んでの作であり、懐旧の情を詠《うた》ったものと単純に考えていた。黄昏《たそがれ》の神殿に参拝しても、断腸という言葉のもつ重味《おもみ》を感じていなかった。痛憤と懐旧との交錯した愛憎相反の複雑な響きなど、理解できるはずはなかった。

九大精神科の宴では、ただ単に九州男児の意気軒昂《けんこう》の雰囲気を期待したにすぎない。広い宴会場の上段の間には桜井教授、久留米の王丸教授、古参の武谷助教授の三人が坐っていて、中央を広く開けて下手《しもて》にはOBや医局員たちがおとなしく坐っていた。宴会が始まっても慎《つつ》ましく杯を口に運んでいるだけで静かなものである。これじゃ九州まで来た甲斐がないと、次第に肚立たしくなってきた。よし、やってやれと思うと、咄嗟《とっさ》に行動にでてしまうのが私の性癖である。広間の中央にしゃしゃり出て正坐した。

「九大の人たちは進取の気象に富んでいて、意気旺《さか》んだとかねてから聞いていたが、偉い人たちが同席すると、こんなにおとなしいんですか。せっかく、博多まできたからには余興に一つやります。九州ゆかりの頼山陽の詩吟を、自己流ですが景気よく一丁やりましょう」

私語もやんで、一瞬、満座がシーンとした。

雲か山か、呉か越か
水天髣髴《ほうふつ》、青一髪
万里舟を泊す天草の灘
烟《けむ》りは蓬草《ほうそう》に横たわって、日漸《ようや》く没す

瞥見《べっけん》す大魚の、波間に跳《おど》るを
太白舟《たいはく》にあたって、月よりも明らかなり

静寂がひろがり、拍手一つ起こらなかった。その時、つかつかっと座敷の中央に現われ、大きな声を張りあげたのが桜井さんであった。いつの間にか服をぬいで浴衣に着替えている。九大に赴任する前は徳島の教授だったと聞いていた。

「東京からきた若い者に大きな口をきかれては、黙ってはいられない。私が一丁、阿波踊りをやる」

尻をまくって腰を振り振り、手振りよろしくゆったりと踊り出して一周した。踊り終えるとやんやの拍手が起こり、座はとたんに賑やかになった。

翌日、西園、藏内、前田の三兄とともに昼食を御馳走になったが、その席で桜井さんは、愉快そうに笑いながら言ったものである。

「君も威勢がいいな。お蔭で今朝は血圧があがって、腰が痛かったよ」

2

九州から戻るとしばらくして、三浦教授に呼び出された。開業したいので学位が欲しいと申し出たことなど、ケロリと忘れているようであった。

「君、学位もとれたし、昭和に助手として赴任してはどうか。教室員が一人欲しいという要望がある。一年下には小此木君がいて、精神分析については、君より突っ込んだ勉強をしているからね」

このまま医局にいたところで梲《うだつ》があがらぬと、はっきり仄《ほの》めかしている。〈お父ちゃん、いやにはっきり言うな〉と、私は思わずニヤリとした。

「おことわりします。あそこの教授は先輩で頭脳《あたま》もいいし優秀だと聞いてはいますが、書痙《しょけい》があるそうです。少々神経症的なところもあると聞いています。私みたいな非常識なのがゆけば、案外うまが合ってうまくゆくか、あるいは突っかかって喧嘩となっておん出るかのどっちにあるかわかりません。私なんかより穏当《おんとう》な人にいってもらったほうが無難ですよ。

それに私はすでに、ボツボツ開業準備にかかっています。川崎の登戸の駅近くに土地があるので、その隣接地を買い足す動きを進めています」

教授はそれ以上、何も言わなかった。後年になって考えてみると、私の感情転位は古澤先生には父転移を、三浦先生はじめ他のお偉《え》ら方には母転位を起こして気楽に甘えていたようである。

私の土地の近くに親分肌の伊東さんという人がいて、農地委員長で隣接地の取りまとめに協力してくれているが、道路がない。敷地は畑のまんなかで農道こそ通っているが、車が通れない。これでは病院を建てたところで何とも不便である。だが、駅に通ずる道路の計画があると聞いたので、さっそく、地もとの市会議員のところに訊《き》きに行った。

座敷に通されて用件を述べると、すっと立って行き電話をかけた。相手は伊東さんだとすぐ察しがついた。電話の向こうでガンガン怒っている声が微かに聞こえる。

「おれのところに頼みにきて、また、あんたのところに行く。そんな男とは今後一切会わんと、伊東さんはカンカンで取りつく島もありません」と、申し訳なさそうな顔をした。

毎朝早く庭の井戸端で顔を洗ってから、門の脇の小屋でゆっくり茶をすするという情報を得ただけですごすご引き返した。誤解も甚《はなは》だしい。短気で怒りっぽい人物だけに、話せば話のわかる人である。ひとつ、喧嘩を売ってやろうと、翌朝早く、伊東さん宅の門扉の前に立って、姿を現わすのを待ち構えた。洗面の終わったところを見すまして声をかける。

「あんたなんかと、二度と会う必要はない」と、怒声が飛んできた。

「何を勘違いしているんですか。東京からきた私に、土地の事情なんかわかりませんよ。市会議員が、あなたの推薦《すいせん》があったから当選したなんてわかるはずがない。道路の計画がどうなっているかと、市会議員に訊きに行ってどこが悪いんですか。土地のことはあなたにお願いした以上、何で他所《よそ》に頼みに行く必要がありますか。独り合点《がてん》で怒るなんて、あんたも短気でよっぽどのわからずやだ」

扉を間に挿《はさ》んで一気呵成《かせい》に怒鳴り返すと、伊東さんはニヤリとして門をあけてくれた。炉端《ろばた》で茶をすすりながら話し合ってみると、お互いの生き方に共感して意気投合した。それ以後、今まで以上に土地の取りまとめに熱心に奔走してくれた。結局、旧道から病院予定地に行くまでの農道の両脇を買い足して、道をつくることもまとめてくれた。

さて、土地のことが片付くと、今度は建築資金の調達である。昔気質《かたぎ》の父親から、〈おれは精神科の病院をやることに必ずしも賛成はしていない。本当にやる気なら自分でやってみろ〉と釘をさされている。

かねてから医家向けの医療金融公庫の低利子融資の制度があると聞いていた。父の企業と取引きのあるM銀行とD銀行に打診してみると、M銀行の支店はすでに融資枠の限度が一杯である。D銀行のほうは、融資保証の資格をとるべく運動中であると知った。たまたま中学時代の友人が本店の貸付けにいたので相談すると、D銀行の支店の次長が親しい大学の先輩であるとわかって、話はトントン拍子に進んだ。

だが、世の中は思惑《おもわく》どおりに、そう簡単にはゆかぬものである。人事異動で支店長も次長も替わって、下町の支店から移ってきた。会ってみると、次長はしたたかな商売人タイプで、今までと勝手が違った。三年先までは大学の医局で支援するという教授の話は、口約束では信用できない。書類にして提出して欲しいと言い出す始末であった。

「冗談じゃないですよ。教授の口約束を書類にするなんて、それこそ医者の世界の常識に反します。そんなことを言ったら、ぶちこわしですよ」と、肚をたてて早々に退散した。

父親に会いに行って、本人が勝手にやっているので、私は関知していないと言われたのが原因のようであった。人が変われば簡単に対応も変わるものだと思い知らされた。

思いついたのが医師会の大ボス、慶応の先輩の武見会長の存在であった。さっそく、日本医師会の会長室に電話を入れた。

「慶応の後輩ですが、開業資金のことで御相談にのって頂きたいと思います。いつ伺ったらいいでしょうか」

どんな応答があるかと、私なりにいささか緊張した。

「これからすぐ来るように」

あっさりした御機嫌の声に内心吃驚《びっくり》したが、さっそく家をとび出した。その頃、日本医師会の本部は駿河台にあった。会長室の応接セットに腰をおろすと、小柄ながらガッシリした武見会長がやおら腰をあげて席を立ってきた。簡単に事情を説明すると、

「それで、一体いくらいるのかね」

「一千万から千五百万円ぐらいのところです」

武見大先生、大きな眼をギョロッとさせてニヤリとした。

「せめて一億ならいいが、そんな金では私は動けないね」と言うなり、受話器を取りあげて電話をかけた。相手は都の医師会長である。

後輩を行かせるから、会って話を聞いてやってくれという簡単な内容であった。是非よろしく頼むの一言《ひとこと》はなかった。そのため、都の医師会長の渡辺先輩から肩透かしをくうとは夢にも思わなかった。武見さんがすぐ会ってくれたので、行けば会ってくれるものとばかり思いこんでいた。面会の約束も取りつけずに、いきなり押しかけるのは非常識とは気付かずにいた。

翌朝の十一時半頃、さっそく、浅草にある診療所を訪《おとず》れた。受付の女性に来意を告げて名刺を手渡すと、待合室にはまだ数人の患者が待っていた。診療が終わったのは十二時を少し廻った頃である。受付けに行くと〈先生は急患で往診にお出かけになりました〉とあっさりしたもので、拍子抜けした。これも仕方があるまいと、翌朝改めて出直した。ところが、受付の応対は前日と

まったく変わらない。これはけしからん、さては逃げているなと憤慨した。

外に出て裏手に廻ってみると、植え込みのあるかなり広い自宅になっていた。庭内はきれいに掃き清められ、植木の手入れもゆき届いている。そうなると、私の性分《しょうぶん》として、このまま黙っておめおめ引き退《さが》ってはいられないと思った。

翌日、十二時少し廻った頃、裏門に行ってみると、黒塗りの立派な車がとまっている。門の脇の枝ぶりのいい樹《き》が眼にとまった。これはしめたと、気付かれぬようになかに入って、樹の蔭に身をひそめた。ちょうどその時、往診鞄を手にした渡辺さんが玄関から悠然と姿を現わした。運転手は左側のドアをあけ、車のわきでかしこまって頭をさげている。車に乗りこんだ渡辺先輩は、うまい具合に右側に腰をおろそうとした。これはしめたと樹の蔭からすうっと出た私は、運転手が頭をさげ続けている隙《すき》をついて後から続いて乗りこんだ。

渡辺さんが腰をおろすのに調子を合わせてドスンと尻を落とすと、ギョッとして顔面蒼白となった渡辺さんは、呆然として私を眺めている。暴漢にでも襲われたような顔であった。私は思わずニヤリとした。

「武見先生から電話して頂いた慶応の後輩の武田です。お忙しいようですから、車のなかで手短かにお話しましょう」

ほっとしたらしく、和《やわ》らいだ会長の顔に赤味がさした。運転手も振り向いて呆気《あっけ》にとられていた。

「いや、いや、車のなかでそんな話はできない。いっぺん戻りましょう」

ユーターンして車が家に戻ると、応接間に通された。D銀行の対応について、経緯を手短かに述べると、頷《うなず》いて聞いていた渡辺さんは、ただちに銀行の本店に電話を入れてくれた。

「明朝、支店のほうに来てくれということだ。それにしても、君も相当な心臓だな」

渡辺先輩は呆《あき》れ顔で、つくづくと私の顔を眺めた。しばらく歓談したあと、私は丁寧にお礼を述べて渡辺邸を辞去した。

翌日、銀行の支店に行くと、打って変わったように、それはそれは鄭重に応接間に通された。支店長、次長の態度も豹変、是非とも借りて頂きたいと馬鹿丁寧に頭をさげ、銀行の外までわざわざ出てきて見送ってくれた。これが世の中というものかと、改めて感心させられた。溜飲《りゅういん》をさげるとは、まさにこのことである。

だが、事《こと》はこれですんだわけではない。三年後にはそのまま病院に拡張できるように、十九床の有床診療所の設計を親戚の設計家に依頼し、安く仕上げるために知り合いの工務店に建築工事を発註《はっちゅう》した。ところが、天候不順の日が続いたりで、工事現場の人数も少なく工事が遅れた。十二月中旬までには竣工の予定のはずが、完成したのは年の暮であった。三浦教授の承認を得て、外来患者十九人の入院予約をとっていたため、急遽《きゅうきょ》、他の病院に依頼する破目となった。

できあがった時点では、入院患者はゼロであった。大学病院も冬休みに入って、すぐに入院患者を廻してくれるはずがない。果たしてこれでやってゆけるのかと、どこか呑気な私も少々心細くなった。正月明けに慶応の内科から入院患者第一号が紹介され、続いて精神科からもボツボツ患者が入院してきてほっとした。当時はまだ事務長も傭《やと》っておらず、月末になってから婦長に手伝ってもらって、健康保険の請求を何とかまとめあげた。

翌朝の暁方《あけがた》、請求の仕事が終わったところで、急に空腹をおぼえたので、餅を焼いて食べ床に就《つ》いた。ところが、しばらくすると突然、胃のあたりに内部から強い衝撃が走った。激痛というのでもなく、岩のようなものが胸壁を打ち破って、モクモクと噴出してくるような圧迫感に、七転八倒もできず頭部が枕を越えてせりあがってゆく。急遽《きゆうきよ》、救急車で近くにある国立大蔵病院に運ばれ、直ちに手術ということになった。十二指腸潰瘍の穿孔《せんこう》である。十二指腸潰瘍には、百例に一例ぐらいは無痛性のものがあると知った。

秋頃からコーヒーを飲むと吐き気がするので、私はてっきり嗜好が変わったぐらいにしか思っていなかった。空腹痛もなく、ほかには何ら異状はなかった。自分では気付かずにいたが、銀行や医療金融公庫との交渉、建築の設計や工事の遅れ、厳しい父親からは何をもたもたしているのかと叱られる毎日で、知らぬ間にストレスがたまっていたらしい。人間というものは、自分では呑気で楽天的だと思っていても、どこか神経の繊細《せんさい》さというか脆《もろ》さをもっているものだと、われながら驚いた。

入院生活をする破目となったが、始めたばかりで、いきなり開店休業というわけにはゆかぬ。三浦教授の諒解を得て、当時はまだ医局長だった保崎さんの尽力で、毎日、午前、午後、宿直と三交代で医局から同僚が支援にきてくれた。退院して診療を再開したのは、昭和三十六年四月であった。

私は開業してみて改めて驚いた。医学部では社会保険に関する講義など一切なく、健康保険制度のあることは知っていたが、内容についてはまさに白紙であった。かねてからの私の念願は、旧来の精神病院医療を変革して、アメリカのメニンガー病院に照準をあてた精神療法的な病院治療を構築したいということであった。

一ドル三百六十円のこの時代に、入院日一日百ドル、精神療法費別立てという料金などは望むべくもないが、日本の制度では、やりたいことがやれる自由な雰囲気はまったくなかった。すべてが規制でがんじがらめになっている。まさに社会主義的な医療経済制度であった。せめて精神療法ぐらいは自費でやれればと思ったが、そうなると保健診療は辞退しなければならぬ。健康保険と自費の並用を認めない二者択一《たくいつ》の厳しいものであった。こんなはずではなかったと戸惑いをおぼえたが、開業に踏み切った以上はやらねばならぬ。今さらあとに引くこともできない。

日精協（日本精神病院協会）に入会した私は、ある時、箱根で行なわれた院長講習会に出席した。精神科医療費についてのシンポジウム形式の討論の場があり、厚生省からは課長の山本さんが参加していた。協会の理事から、精神科の医療費が欧米の先進国とくらべるといかに低額のまま抑《おさ》えこまれているかと、縷々《るる》説明があった。山本さんは多くの精神病院が利益をあげていると数字を示して反論した。

当時の日精協の会員は、創立当時からの親睦《しんぼく》団体的な雰囲気から脱《ぬ》けきれておらず、現在のようにさし迫った緊迫した危機感は持っていなかった。いわば同業組合的な護送船団的な集まりにすぎない。理事の反論にしたところで、一応形式的に抗義するというだけのことで、それ以上の迫力は求めるべくもなかった。じりじりしてきた私は、思わず手を挙げた。

「日本の精神科の医療費が、欧米にくらべいかに低額かは自明のことです。精神科医療の質をあげるには、この医療費では無理がある。すみやかに改善する必要があります」

「いや、そんなことをすれば、一部の病院は健康保険制度を悪用して稼《かせ》げるだけ稼ごうとする。それでは左団扇《うちわ》となって、医療財政を圧迫するだけのことで、ためになりません」

「それでいいじゃないですか。三年やそこらは左団扇になって結構、長い眼でみれば悪貨はいずれ駆逐《くちく》されますよ。日精協のなかに倫理委員会をつくって、とかくの評判のある病院を監視すればいい。役人は法律をつくる時には性善説で、いざ実施の段となると豹変《ひょうへん》して性悪説となる。それじゃいつまで経《た》っても、改善されませんよ」

山本さんは苦笑しているだけで、それ以上発言しない。結局黙殺された。精医連の反乱の始まる少し前の時期のことであった。革命の季節となり騒然としてきた頃、私は代議員会で、日精協の会員も大挙して精神神経医学会に出席して、現場サイドからの現実的な発言をすべきであると提言したが、精医連の激しい勢いに怯《お》じ気づいていて、尻ごみして応じてはくれなかった。

その頃、私は精神神経学会の医療の担当理事と二人で、二度ほど医療費のことで厚生省に掛け合いに行った。だが、課長の山本さんは、緊急の会議でお会いできないと、面会に応じようとしなかった。二度目にはやむなく理事に帰ってもらい、改めて外《そと》から電話すると、快《こころよ》く会って話合いに応じてくれた。局長の佐分利さんや次の代の大谷さんと親しくなったのは、それからのことである。

佐分利さんか大谷さんか相手は忘れたが、〈日本の精神医療は、旧態《きゅうたい》のままでは困る。質の向上を図るべきである。充分に治療を受けたい人には、せめて精神療法ぐらいは自由診療を認めるべきだ〉という趣旨の発言をしたが、返ってきた答えは山本さんと同じであった。それでは医療制度が混乱して統制がとれなくなるという。混合診療を認めるわけにはゆかぬというわけである。

昔の農村や漁村の医者は、貧困な一般庶民からは治療代をとらず、裕福な人びとから応分の謝礼を受けとった。その代わり、一般の庶民は収穫のあった時に、農作物や漁獲物を届けてくれたという。その話を引用して、〈日本は自由主義国家のはずなのに、厚生省のやっていることは社会主義統制経済である。速《すみ》やかに、必要にしてかつ充分な医療を提供するという錦の御旗《みはた》をおろし、充分をはずし必要だけにすべきである〉と反論したが、所詮は水と油で、議論はそれ以上深まらなかった。

この頃の日精協会員の姿勢は、まだまだ保守的であった。代議員会の席で、今後の精神医療はチーム医療が不可欠であり、臨床心理士の国家資格化が必要であると力説しても馬耳東風で、医師の領分を侵《おか》されるとむしろ迷惑顔であった。精神神経学会および精神分析学会の委員をしていた私は、保険課長だった今田さんと何度か話し合った。高校を出て二年現場実習をやってから国家試験を受けさせるという試案が結論であった。それには私は納得できなかった。

臨床心理の有志とも話し合いをもち、大学卒後二年の臨床経験を経《へ》た上で、国家試験を受けるという対案をだしたが、話し合いは容易にまとまらなかった。遅々《ちち》とした交渉過程に、臨床心理の人たちの焦《あせ》りは強く、不満が増大していった。業《ごう》を煮やした河合隼雄さんたちは、国家資格化を厚生省に申し入れて一蹴されて見切りをつけた。やがて文部省との交渉が実《みの》り、臨床心理士認定協会が発足《ほっそく》した。

その後、現在に至るまで医療心理士の資格化は実施されぬままである。理由は簡単で、医療法上、医療は医師の指示のもとに行なわれるという点が気にいらぬようである。プライドが許さないというわけである。協会の資格さえとっていれば、医療心理士たちが他の分野に移るのも自由なはずなのにである。現状では、チーム医療としての精神医療の前進は阻《はば》まれている。実際の医療現場にいる心理の人たちは、医療心理士の国家資格化を実現して、名を捨てて実をとることを切実に願っているが、道は遠い。

開業準備の一年と開業して二年の都合三年間、精神分析学会にはしばらく御無沙汰していたが、その翌年、大阪での学会に出席した。出てみて驚いたのは、状況がすっかり変わっているということであった。深層心理と心的葛藤を扱うエス心理学といわれる従来の流れと打って変わって、アメリカで発展したハルトマンらの自我心理学の流れが発表演題のほとんどすべてを占めていた。

心的葛藤の追究にとどまらず、健康な自律的自我の形成を主張するこの流れは、日本の学会員の間に新風到来として迎え入れられていた。私も症例を発表したが、新奇なものに眼を奪われた会員たちから、時代に取り残された古色蒼然としたものにしがみついていると思われたようである。事実、二人の先輩から、〈小此木君に点検してもらったのか〉と言われたくらいである。

さらに、ショックを受けたのは、評議員が三名欠員となり、新たに三人が内定しているという情報であった。土居さんは以前から評議員であったが、三年前に西園、小此木、藏内、前田の諸兄が評議員に選出されたとは聞いていた。私一人が取り残されたようなものである。関西には分析学会の拠点がないので、神戸の黒丸教授とスイス留学から帰朝した三好講師の内定は、戦略上の布置からみても、当然の措置《そち》と納得がいった。

だが、他の一人はアメリカから帰国して間もない東大の病棟医長の中久喜講師であると聞き、しかも、三浦教授の推薦《すいせん》で内定していると知って驚いた。開業してしまえば、学会からは忘れられた存在になってしまうのかと肚《はら》立たしかった。私をさし措《お》いてアメリカから帰国して脚光を浴びている中久喜さんを推すとは、三浦さんも三浦さんだと面白くなかった。プライドを傷つけられた思いであった。

学会第一日目の夜、あんたに話があると中久喜さんを誘い出し、梅田の駅近くの小料理屋で一杯やった。初めての出会いであったが、さっぱりとして嫌味のない印象で好感がもてた。一杯入ると舌が滑《なめ》らかになり調子に乗るのが、私のパターンである。喋《しゃべ》った内容を事こまかにおぼえているわけではないが、ざっと次のようなことを調子に乗ってまくしたてたように記憶している。

「あなたは旧制水戸高の出身と聞いている。私の知る水戸出身の私立病院の院長は世俗に長《た》け、なかなかうまく立ち廻っているが、その一方、東南アジアからの留学生の面倒をみたりして侠気《おとこぎ》があった。水戸史学の会沢正志斉や藤田東湖にしたところで憂国の士には違いないが、前者は煽動家、後者は政治的な策略に長《た》けた実践家だった。あなたも水戸っぽだ。アメリカ新帰朝で活躍ぶりは注目されているが、日本の実情についてはまだよくわかっているわけじゃない。日本の学会なんてしろものは、いまだに過去の慣習から抜けきらず大学優先だ。小此木君たちが三年前に評議員になり、ぼくが開業したからと評議員にしないとは筋が通らない。東京に戻ったら、運営委員の教授連にかたっぱしから抗議文を出すつもりだが、その点承知しておいてもらいたい」

学会の評議員と水戸っぽとは何の関連もない。この男、口から出まかせに何を勝手なことを喋《しゃべ》りまくっているのかと、時々ニヤッとしながら、中久喜さんは相槌を打ったり、黙って聞いたりしていた。

「私は別に、好きこのんで評議員になりたいと立候補したわけじゃない。あなたの気のすむように好きにやればいいですよ」と、あっさりしたものであった。

気をよくした私は東京に戻ると、さっそく、三浦教授をはじめ九大の桜井、順天堂の懸田、弘前の山村、日大の井村の各教授と、臨床心理の岡部教授に抗議文を書き送った。

〈同輩たちが三年前に評議員になったのに、今回、私が漏れているのは心外である。関西の二人は地域的にみて当然の対応と思えるが、東京の人選には異議を申し立てたい。フロイトも開業医なのに、日本の学会は古澤先生以外の開業医は評議員にしないというのでは、筋が通らない〉という趣旨であった。

自分の推薦《すいせん》人事に横槍を入れて抗議文をよこしたのが門下生の一人だったとはと、苦り切った表情をしている三浦先生の顔が浮かんで、私は内心、痛快の思いであった。次の運営委員会では、中久喜さんに辞退させることに決まり、めでたく私が評議員となった。

中久喜さんとは、以来、今も親交が続いている。現在は日本にいるが、その後コロラド大に戻っても、毎年、精神分析学会には日本にきていた。その際には、私と飲まぬと日本に帰ってきた気がしないと、必ず一杯やったものである。

革命の季節

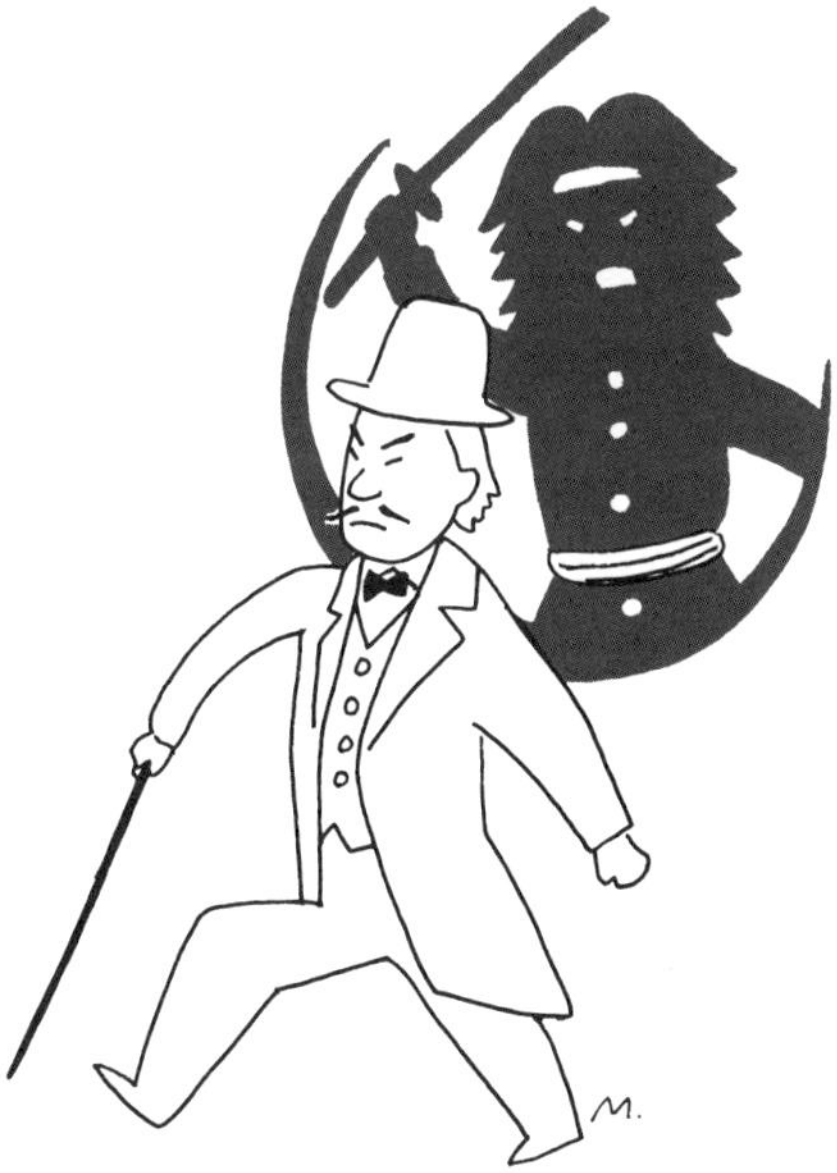

1

一九七〇年（昭和四十五年）、金沢で開かれた精神神経学会が大荒れに荒れたというニュースが、私たちの耳にも伝わってきた。私が開業して約十年たった時点であった。

その頃、私は精神分析的な理念に基づく開放的な病院を実現させたいと考え、従来の閉鎖的な精神病院の診療形態から脱皮すべく力を傾注していた。昭和三十年代に入ると、向精神病薬が開発され、抗鬱剤も世に現われて、精神科治療もばら色に見えてきた。

とはいえ、それは症状の一時的な鎮静に効果はあっても、まだまだ不充分といえた。心身相関を考えるならば、精神的な葛藤からの解放と身体的な症状緩和との双方相俟《あいま》っての上でなければ、相乗効果はないと私は思っていた。また同時に、従来の通院個人精神療法を、そのまま病院治療にもちこむだけでは限界があると考えはじめていた。

昭和四十一年、精神病理・精神療法学会のシンポジウムで、私は次のような提言をしている。精神分裂病を中心とする旧来の精神病院では、多数の患者を収容し社会復帰をせめてもの目標として、生活療法やリハビリテーションが行なわれているにすぎない。それでは個々の患者の微妙な個性や心の動きに注目する視点が欠落している。したがって、病院全体を精神療法的に運営することが今後の課題であり、一般の精神病院にあっても、個人精神療法的な知識と経験を集団的に活用することが必要であるという趣旨であった。

昭和四十三年、医師法の一部改正に反対して、四十一年卒の研修医たちがインターン闘争を開始した時には同情的ではあったが、自分の病院をいかに立ちあげるかに精一杯であった私は、その運動の実態を真剣に知ろうとする気にはなれなかった。金沢で異議申し立てをして騒いだ若手の精神科の医師たちには、東大医学部自治会と合体した四・一卒以後の研修医グループも含まれ、京大や阪大にも拡大して、全国的に波及した全共闘の人たちであった。新左翼と呼ばれた。

この運動はマルクス主義を理念として、戦前から共産党の指導のもとに政党的な色彩の強かった左翼学生運動とは質を異《こと》にして、多分に情念的で精神的な文化闘争という一面を持っていた。そのため最初のうちは、一部のリベラルな中堅の精神科医師たちからも共感を寄せられた。医局講座制に安住して強大な人事権を握り、一般の民間病院を下目《したため》に見てその実情を知ろうともせず、象牙の塔にたてこもる教授たちに対する不満が内在していたからである。

だが、理性的な討論を重ねて、体制内改革を考える中堅世代の多くの医師たちの眼には、闘争心を剝《む》きだしにして徒党《ととう》を組み、学会の場で大声叱咤《しった》する彼らの態度に、共感はいつの間にか警戒心にとって替わる趨勢《すうせい》にあった。

患者を人間として解放し、自己実現を目指すという恰好《かっこう》のいいスローガンも、理念の多様性を否定して彼らの論理のみを押しつけてくる強引さに、危険な兆候を感じとりはじめていた。ところが、世間の動きに疎《うと》い私は、共産党幹部がこの運動を極左トロツキストと決《き》めつけたため、共産党系の民青グループと激しい対決をしているという状況を知らなかった。

何やら胡散《うさん》臭いと疑いを抱いた私は、消息通といわれるT医師に、その実態を訊《たず》ねてみた。学生運動の主体性が強調されはじめると、共産党から除名され、共産党と訣別《けつべつ》することになったという。それで除名学生党員らによる共産主義者同盟（ブント）が結成されたが、革命的共産主義者同盟（革共同）も名乗りをあげて主導権争いとなり、いくつかの分派が発生したが、その実態はどうもよくはわからぬということであった。しかも、共産党の勢力を削ごうとする右翼は、彼らを利用しようとして資金を供給しているという噂もあり、勝つためには何でも利用するらしいということであった。私は半信半疑でその話を聞いた。

私はかねてから、明治以降、分裂病者を人里離れた閉鎖的な精神病院に隔離収容し、世間との交流を杜絶させてきた精神科医療の在《あ》り方に疑問を呈し、他の一般科とくらべて、あまりにも低額な精神科の医療費を何とか改善させなければならぬと考えていた。そのため、精神医療の変革というスローガンを掲《かか》げ、作業療法と称して患者たちを使役《しえき》に使っている一部の精神病院を弾劾している点には共感をおぼえていた。

しかし、過激で一方的な医局講座制の否定、産学癒着の弾劾というあまりにも性急な主張に対しては、じっくり腰を落ちつけて論議してゆくべき課題であり、彼らの言動はゆきすぎであると思っていた。とはいえ、どこか楽天的でおめでたいところのある私は、彼らの過激な言動を何とか和《やわ》らげ、中堅リベラル派との協調態勢を構築することができはせぬかと、あとから思えば何とも子供じみた幻想から抜けきれずにいた。

それから二ヶ月後、同じく金沢で開催された病院精神医学会に、私は初めて參加した。事のなりゆきをこの眼でたしかめたいと思ったからである。そこには好奇心も働いていた。

大会の朝、会場についてみると、參加している人びとの顔も朝から不安げで、何やらひそひそと囁《ささや》いている人びとの顔が、あちこちに見受けられた。運営の当事者たちも、かなり動揺しているような気配《けはい》であった。初めから執行部が及び腰では学会運営がうまくゆくはずはない。正面から是々非々で対応できぬものかと歯痒《はがゆ》さをおぼえた。

午前の演題発表は流れ、急遽《きゅうきょ》、総会議事に切り換えられた。冒頭、東大若手のTが手を挙げ、会場最前列に立ち現われ、マイクを握ると、声を張りあげて弾劾演説をはじめた。彼ら独特のアジ調の尻あがりの喋り方は不愉快であった。前列に座を占めた若手の何人かが、そうだ、そうだと同調して気勢をあげる。これではまさに、言論による一方的な殴りこみである。傍若無人《ぼうじゃくぶじん》の振舞いにたまりかねた私は、ツカツカッと演壇にあがるとTと対決した。

「君たちは学会を潰《つぶ》しに来たのか、それとも議論を闘《たたか》わすためにやって来たのか」

大声を発して壇上から詰問調に問いかけると、潰しにきたのではないと言う。だが、彼らの勢いに呑まれた執行部は、司会者が休憩を宣すると、呆気なく別室に退《しりぞ》いてしまった。待つこと暫《しば》し、やや経って再登場してきた司会者から、改革委員会をつくることで、事態を収拾したいという提案がなされた。

いくつかのグループに分かれて舞台裏で話合いがもたれ、意外にも初参加の私にも推薦《すいせん》の打診があったのには驚かされた。友人の神奈川のFは、推薦されて喜び勇んで承諾した。だが、このぶんでは十月に千葉で開かれる精神分析学会にも、彼らに同調する一部の若手会員が押しかけてくると予測した私は、事情を告げて鄭重《ていちょう》にことわると、しかるべき別の人を推薦した。

分析学会では私はこれまで、土居、西園、小此木の蔭に隠れて表舞台に立つことはなかったが、事ここに至っては、古澤が苦心してつくった分析学会を、彼ら若手の来襲から是が非でも防衛しなければならぬと思った。古澤門下となることを承諾した時点で、自らに課した責務のようなものである。

一九六〇年の安保闘争以来、若者たちに引き継がれた鬱屈した反米感情が、日本の対米従属に反発する形で底流しているという流れを、私は充分に理解していなかった。占領軍としてわがもの顔に振舞ったアメリカに、心のどこかで反発する気持はあっても、下手をすると東日本はソ連に、西日本はアメリカに、あるいはひょっとすると九州は中国に分割される可能性があった。朝鮮半島のように、南北に引き裂かれる危険のあったことを思えば、一途にアメリカを憎悪するのは児戯《じぎ》にひとしいと私には思われた。アメリカ占領軍が入ってきた時、あたかも解放軍であるかのごとく迎えたのは、共産党はじめとする左翼の人たちではなかったのか。

こうした流れには、マスプロ的な教育へと変貌《へんぼう》した大学教育への不満も鬱積《うっせき》し、学生管理体制強化への動きに反発する気持のあることは私にも理解できたが、師や先輩を糾弾《きゅうだん》して自己批判を迫るという行動は礼を失するゆきすぎであると、私には苦々《にがにが》しく思えた。彼らはイデオロギーに共鳴したというだけで、他人の非を徹底的に糾弾するなどという行為は、単なる偶像破壊の衝動にすぎない。世俗の社会での体験もない若者たちに、自分の心の奥にひそむ妄念など見えているはずはない。

公開の自己批判で踏《ふ》み絵を踏んだかのごとく、一足とびに葛藤のない人間に変化するという思いこみは、まことにお粗末である。それなら精神内界の見えざる葛藤を探《さぐ》る精神分析の世界に、参入する必要などさらさらない。共産党にせよ、新左翼にせよ、この人たちは革命を推進する労働者階級の先駆者として、おのれを大衆の前衛と位置づけ、大衆を啓蒙し先導すると思いあがっている。したたかな生活力のある大衆というものが、自分たちのなかにもひそんでいることから眼をそむけ、大衆からも浮きあがった存在だとは気付かぬようであった。

人間の心の動きは、いつの時代でも似たようなものである。二・二六事件の革新派将校たちは、〈自己の内なる義の感情に〉あくまでも誠実であろうとしたが、それ以外には顧慮を払わなかった。義という感情を充足すべく社会に働きかけるためには、手段を選ばずという自己絶対化へと突き進んでいった。

戦後、戦時中のインテリたちの軍部への屈服、体制迎合、戦争への協力が批判の的《まと》となったが、この流れが若者たちに与えた影響は大きかった。新左翼の若者たちに、教師を体制に迎合する輩《やから》として糾弾するという状況を惹《ひ》き起こさせた。なにせ世を挙げての大学紛争のただなかに身を置けば、左翼系統の書を読まなければ、大学にいても肩身が狭いと錯覚する時代風潮であった。

この時代の空気は、まさに世界じゅうで異様であった。フランスの五月革命、アメリカのスチューデントパワーなど、世界各地の資本主義国で勃発《ぼっぱつ》した学生を中心とする、新左翼運動の同時多発的な噴出はすさまじかった。フランスの五月革命でもてはやされたのは、中国の文化革命や

「毛沢東語録」であり、精神分析学派のマルクーゼなどの著述であった。

フランスのある知識人のごときは、〈われわれは産業文明の黄昏《たそがれ》にいる。産業文明の破壊のあとには、どれほど高くつこうとも、必然的に文化的な文明が続くであろう〉と、新聞紙上で平然と述べたてていた。

現状を破壊したあとの青写真はと訊《たず》ねられたパリの学生は、そんな問題は年寄りむきだとかわして、〈まず古いバラックを壊《こわ》すのだ。そのあとはどうにかなるだろう〉と答えたといわれる。

この共鳴現象は今から思えば、相互に直接的な連繋《れんけい》はなかったものの、世界の覇権を狙《ねら》うアメリカの野望によるベトナム戦争介入であり、高度成長への足音から生じた国際競争による緊張に由来すると、敏感な学生たちが感じとったからであり、ある種の警鐘《けいしょう》ではあったと思われる。

このような幻想を煽《あお》りたてた一人が、精神分析学派のマルクーゼであった。とはいえ、それ以前にも政治や社会に関心を抱いて、社会活動をした人がいなかったわけではない。精神分析の恐るべき子供といわれ、「性格分析」を著わして颯爽《さっそう》と登場したライヒは、その後、共産党に入党したが、修正主義者としてドイツ共産党から除名されている。

その翌年の一九三四年には、国際精神分析協会からも除名された。フロイトの超自我は、文化遺伝の相貌を帯びている点で社会構造とかかわっていると考え、マルクスの資本主義社会批判と相通ずるとして自論を展開した。

ライヒの関心は、フロイトの生物学的な性愛衝動の理論にあり、超自我による性的エネルギーの抑圧によってもたらされる文化が、ファシズムのような独裁主義を生みだし、人びとを圧迫すると考え性愛の解放を唱えた。労働民主制の実現を目指す社会主義革命こそ、性愛エネルギーの解放を目指すものだという主張である。

共産党からも精神分析協会からも活動の場を封じられ、アメリカに渡ったライヒは、フロイトのいう生物学的エネルギーは実体として捉えられるという妄想的な確信へと逸脱していった。宇宙にも生体にも存在する生物・物理学的なエネルギーの研究に熱中し、性的不能や冷感症の治療としてオーゴンボックスと称するエネルギー蓄積装置をつくり出し、薬事法違反で投獄され、獄中で狂死するという悲劇的な生涯を閉じている。

マルクーゼも、アメリカに亡命した新フロイト派のフロムとともに、フランクフルト学派という精神分析のなかのマルクス主義集団の一人として出発している。アメリカに渡ってその風土になじみ、文化派として脚光を浴びるフロムを批判して、「エロスと文明」を出版したのは一九五六年のことである。

豊かになった現代社会は、マスメディアを使って偽《いつわ》りの欲望をつくり出し、消費を増大させたにすぎぬと批判するマルクーゼは、時代の雰囲気に呼応して一時期の寵児《ちょうじ》となった。フロイトは生涯の終りまで、自我つまり理性による本能衝動のコントロールに望みを繋《つな》いだが、彼自身は第二次世界大戦の衝撃によりペシミスティックになったといわれる。そこでマルクーゼは、新しく現実原則に対して執行原則という用語をつくり出した。

フロイトは、快感原則に対する現実原則の優位を追究したが、それでは不充分だとした。エロスと死の本能による快感原則は、常に現実原則に敗北してきながらも、時代により変容する執行原則という形をとって、現実原則の組み替えを要求してきて現代に至ったという主張である。文明社会では、ある程度の統制が必要であると認めてこそいるが、結論的には、飽《あ》くことを知らぬ人間の欲望に裏打ちされた現代文明批判となっている。

集団として生活する人間は、必然的に抑圧せざるを得ない宿命を持つが、それに加えて社会構造により過剰抑圧を生じさせられていると言いたかったわけである。その主張は、当時の風潮にマッチするところがあったとはいえ、歴史の流れからすればその思想は、単に牧歌的な田園生活を志向する素朴な郷愁《きょうしゅう》にすぎなかったといえよう。

このような時の流れのなかでは、千葉で行なわれた精神分析学会も、新左翼的な若手会員の異議申し立てにより、幕を開《あ》けられたのは当然のなりゆきであった。分裂病を遺伝的負因の強い器質的な疾患とする従来の精神病学が否定されるのは当然である。それに対して無意識の重要さを指摘し、個人の内的生活史に注目したフロイトは評価するが、フロイトに学んだ多くの会員が、今なお個人の問題に限局されているのはおかしいとする批判であった。

一九五〇年代に入ると、精神医学の世界でも家族研究が盛んとなり、分裂病も単なる個人の病《やま》いではなく、家族全体の病理の皺寄《しわよ》せをこうむった存在と見なされるようになった。反精神医学は、それをさらに拡大して、社会の不条理な状況から生み出されたものだと主張する。反精神医学に共鳴する若手会員が出てくるのも時の勢いであった。

レインは分裂病とは社会的な状況のもとで、ある人びとに貼りつけたレッテルにすぎぬと主張し、クーパーは分裂病者は家族や集団の維持のためのスケープゴートであり、たとえそこに意図的な思惑はないにせよ、そうした状況から生み出されると主張していた。

従来の治療は社会に順応させるための仕掛けにすぎず、精神科医たちは、現在の社会の仕組みに従順なロボットとして個人を仕立てあげることに奉仕しているとする主張である。疎外という社会的な構造の視点から狂気を捉え直そうとする立場をとり、在来の精神病院の在り方を否定した。医師・看護者・患者という系列の枠を取り払い、治療共同体としての完全な平等という理念を掲げることは、現実的には政治・社会的な運動へと踏み出す結果を招来する。

このような見解は、精神病を身体生理学的な視点から究明しようとした従来の古典的な精神病学とは対極的なものである。しかも、患者個人の内的葛藤をもたらす一つの要因として社会的な影響を考えるにとどまらず、精神の病的な葛藤を単に環境の歴史的な矛盾と同一のものとして捉え、社会的な疎外と精神の病《やま》いとを混同するという誤謬《ごびゅう》をもたらした。疎外されたと感ずることに耐えられずに発症するというべきであろう。

学会が始まると、直ちに総会を開くことが要求された。従来から指導的な立場にあった土居、小此木、西園は、大学講座制に同調する三悪人として弾劾の標的となった。若手会員たちも本気でそう思っているわけではないが、事の成りゆきとして、当然そこにゆきつくという儀式的なものにすぎぬと思われた。

とはいえ、結局、動議は成立して改革委員会が構成され、私が改革委員長に選ばれたのは、あらかじめ予想したとおりであった。一部の人たちからは新左翼の同調者ではないが、心情的なシンパと思われていたようである。

2

私はその翌年、前年に火蓋《ひぶた》をきられた学会の現場と、その後の経過をこの眼でたしかめたいと、再び精神神経学会に参加した。たしか四国の徳島で行なわれたように思うが、記憶は正確ではない。その頃、私は医療問題委員になっていたが、平委員《ひらいいん》なので、学会の執行部とは直接接触はなかった。

昭和三十四年頃から開業準備に忙殺《ぼうさつ》され、開業してからも精神分析的な病院を創設したいとエネルギーを傾けていたため、社会の動きには疎《うと》かった。インターン闘争についても、無賃で徒弟のように働かされるのは制度的に感心しないと、表面的な理解にとどまっていた。

ただ、開業してみて、他科にくらべて低医療費のまま据え置かれている現状では、精神科医療の質的な向上は望めないと憤慨していた。健康保険の上での取扱いは、是非とも改善を実現させることが必要だとは思っていたが、新左翼の人たちと協調して運動を展開するのは、どうやら困難のようだとは感じていた。

少年時代に刻《きざ》みつけられたイメージというものは、そうたやすくは変えられないものである。江戸の下町のおやじさんたちは、その日常の生活感覚から共産党を毛嫌いし、〈赤〉という言葉だけで血腥《ちなまぐさ》いテロ行為を連想していた。巷《ちまた》の人たちまで巻き添えにして、血を流して革命を成功させ共産党が天下をとったところで、一般庶民の生活には変わりはない。江戸から明治と世が変わっても、薩長の田舎武士が威張りちらし、肩で風を切って東京の街《まち》を闊歩《かっぽ》したのと変わるところはないと、常日頃から聞かされていた。

政治的な党利党略に左右される古い体質の共産党と訣別した新左翼の若者たちの、情念的な正義感には新鮮味は感じられるが、暴力革命を否定する私とは、平行線上の人びとだと思わぬわけにはゆかなかった。

学会第一日目の休憩時間、会場を出た私は廊下の柱に凭《もた》れて、若い医師たちと談笑している男の姿が眼にとまった。顔立ちも整《ととの》っていて、笑い顔には愛嬌があるが、ひと癖ありげな面魂《つらだましい》である。傍《かたわ》らの知人に訊《き》いてみると、かつてブントの輝ける星といわれ、新左翼の蔭のリーグと目《もく》されるSだという。興味のもてそうな人物である。好奇心から気軽に近づいた私は、一言《ひとこと》、二言《ふたこと》、言葉を交わした。

「あんたは若手グループの蔭のボスらしい。こっちはまあ、体制内反抗者というところ」

私の気易い語りかけに、彼も好感を持ったようであった。だが、本当のところは当時はまだ、共産党と新左翼の違いすらわかっていなかった脳天気な私であった。

二日目の夜、私はSと東大グループのリーダーのMと連れ立って、街《まち》に飲みに出かけた。入ったのはただっ広いだけの大衆向けの安い飲み屋で、電燈だけがあかあかと点《とも》っていた。桝《ます》で仕切られた汚れた畳《たたみ》の一隅に腰を据えると、乱雑な喧躁のなかだけにかえって目立たない。地もとの人たちも多いようだが、そのなかにまじって、学会にきている精神科医たちの姿もちらほら見えた。

金沢学会の直後には、リベラルな精神科の中堅医師たちのなかには、共感をおぼえて医療の改善に向かってともに立ちあがろうとする動きもあったが、過激な言動にはついてゆけぬという雰囲気になった。自分たちの考えをすべてに押しつけようとするところに無理があると話してみたが、敵もさる者、話をうまくそらされてしまった。Sがさり気なく語ったところによると、六〇年安保闘争で国会議事堂に突入する二日前にパクられ、留置場にいたため検挙《けんきょ》をまぬがれたということであった。

「それは運がよかった」と、私は思わず素直《すなお》に反応した。

だが、あとになって、陣頭に立ったK委員長が逮捕《たいほ》され投獄されたのに、書記長は留置場にいて参加できなかったというのも、これもまた妙な話だと思い当《あ》たった。組織の潰滅《かいめつ》を防ぐための対応だったのかと腑に落ちたが、その時はそこまでは思いも及ばず、やすやすと反応してしまう。

私という人間は、どうしてこう頭の回転が単純なのかと、われながら嫌になった。とはいえ、そうであったとしても、長い眼で見れば運がよかったことに変わりはない。東大の医学部に復帰して今もなお、娑婆《しゃば》にいられるのは事実である。話題はとりとめもなくあちこちに飛びながら、飲むほどに話が弾《はず》んだ。

私は気軽にMに声をかけた。

「千両役者ぶって、あんまり気取って振舞いなさんな」

「いや、とんでもない。私なんかせいぜい十両役者というところ、千両役者は演劇の経験のある京都のOですよ」と、Mは苦笑していた。

横から、Sが真面目な顔で口を挿《はさ》んだ。

「先生の立場は十一時三十分、世の中が左に傾けば保守反動、右に傾けばリベラル左翼と見なされる。われわれを十一時五十五分とすれば最右翼は零時五分、基本的なイデオロギーは対極的でも、目的のためには手段を選ばずという点では、実践の場となると似たようなものですよ」

まさにうまいことを言う。私は吃驚《びっくり》しながらも改めて感心した。

「君たちの革命が成功したら、ぼくなんかはさしづめギロチンものかな」

笑いながらまぜ返したのを機に席を立った。別れ際《ぎわ》にSに向かって語りかけた。

「最左翼の闘士なんていうと、精悍《せいかん》でいかついスタイルを連想するが、案外ダンディーでモダンボーイなのには驚いた」

Sはやや照れて苦笑していた。じかに会ってみると、二人ともさっぱりしていて好感がもてた。Sには醒《さ》めたところがある。だが、一皮剝《む》けば革命の闘士である。

二十世紀の初め、ロシア革命が勃発した時、共産主義者のテロ行為に対する批判を受けたトロツキーは、〈皇帝の憲兵隊は社会主義実現のために闘いつつあった労働者を縊《くび》り殺した。しかし、われわれの緊急《きんきゅう》委員会が射殺するのは、資本主義的秩序の復旧に努《つと》めつつある地主と資本家と軍人どもなのだ。諸君にはこの区別がわかるか、われわれ共産主義者にはそれだけで充分だ〉と答えたといわれる。

つまり、何のために殺すのかという目的の如何《いかん》によって善悪が決まる。目指す目的が正義と真理であるからには、目的の実現を阻害《そがい》する一切の敵に対して暴力を振るったところで正しいというわけである。この頃には私はトロツキーの言葉なぞ知らなかったが、この独特のモラルは恐ろしい。私のように東京の下町の庶民のなかで育った者には、思いもつかぬ独断的な自己正当化の思考の暴力としか考えられない。

徳島の学会に参加した収穫は、阪大の辻悟と知己になったことである。総会での名司会ぶりには感銘した。巧みに議事の進行を捌《さば》きながら、中立の立場を崩さぬ手際《てぎわ》は美事であった。道草をくって数年も遅れて医学部を出た私と違って、学年的には遙かに先輩である。

だが、精神分析学会の会員であり、心理テストの研究者としても著名で、かねてから個人的にも親しみを抱いていた。そこでさっそく、次回からの精神分析学会の総会での司会を依頼した。苦笑いを浮かべながらしばらくは躊躇《ちゅうちょ》していたが、結局はやむを得ないとしぶしぶ承諾してくれた。後年、彼から言われた。

「あんたのお蔭でえらい目にあった。精神神経学会での司会は交通整理のようなもので、論理的にすじを通せば難なく捌《さば》けたが、精神分析学会となるとそうはゆかぬ。精神分析の存在意義を揺るがされぬギリギリの線で捌《さば》かねばならんという責任を押しつけられて、おれは芯が疲れた。血の小便が出た」と。

「どうもまことにすいませんでしたね」と、ぴょこんとお辞儀しながら、私はひたすら恐縮する以外に言葉はなかった。

学会から帰京して、総会会場でのアジや怒号の応酬《おうしゅう》に包《つつ》まれた情景を思い出しながら、Sに気易く近づいたのは何だったのかと考えてみた。私には好奇心の強い、どこか軽はずみなおめでたさがある。だが、どうやら戦後派作家たちと接触した残響のようなものだったのかもしれぬと思い当たった。

昭和二十二年、予科二年の秋、〈前衛芸術〉というテーマで岡本太郎が講演にきたのがきっかけで、近代文学グループの、同年代の異才、安部公房や共産党詩人の関根宏に紹介された。それが縁となってそれから三年ほど、花田清輝、殖谷雄高、佐々木基一、椎名麟三、野間宏といった人びとと知り合った。

当時の私は政治と文学などというテーマについて、皆目知るところはなかった。だが、そのうちに、彼らはいずれもマルクス主義の洗礼を受けていて、共産党系の新日本文学の人たちと対立していると知った。戦前の日本の文学を否定してアヴァンギャルド（前衛芸術）を主張し、マルクス主義と文学の統合を目指しているように見受けられた。

その発言はかなり過激で、文学者の政治責任などが話題となっていてついてゆけぬ思いがした。私のごときはただ漫然と、日本の私小説やロシアやフランスの小説などを、何の脈絡《みゃくらく》もなく読み噛《かじ》ったにすぎない。私が何か言うと、「そんなことは自明の理だ！」と、花田からギョロッと睨《にら》まれた。戦時中に書きためたという花田の「復興期の精神」を読んだ時には、奇想奔逸と思われる筆の勢いに圧倒されただけに、言い返す言葉も見つからなかった。

安部公房は私とは同年代であったが、すでに東大医学部の三年生で、先輩たちからも若年の俊秀として一目《いちもく》置かれていた。彼が医学部を卒業する年の冬、手づくりの小屋だという彼の家を訪ねた。山の手線の大塚の駅からはほど遠からぬところにあった。金がなくて窓にガラスが嵌《は》められないので、雪の日には家のなかにも雪が降ると、笑っていた。今しがた椎名麟三が来て、空《から》の米櫃《こめびつ》に米を入れて帰ったところだという。お茶をいれてくれた美人の若い夫人が傍《かたわ》らで笑っていた。夫人の挿絵で何とか食いつないでいるという。

インターンまではやるが、医師国家試験は受けない。作家として生きるつもりだと言われた時、よほどの自信がなければ、こうは言い切れないと思った。一人の凡庸な男が一人の天才との接触で、相手の資質に圧倒されてその前に坐っているという思いに捉《とら》われた。

私はSに、花田清輝の面影をダブらせていたのかもしれぬと思った。ガサツに振舞いながらダンディーであった花田と違って、年代も遙かあとのSは、瀟洒《しょうしゃ》で颯爽《さっそう》としていて垢《あか》ぬけたところがある。Sはその後、沖縄の地で地域医療に尽瘁《じんすい》して、おのれの夢をその地で実現しようと努力したが、酒で体《からだ》をこわしたという風聞も伝わってきた。深酒せずにはいられぬ疼《うず》きがあったのであろう。私は上京してきたSと二度ほど酒を酌み交わしただけで、その亡くなる一年前まで年賀状の交換は続けていたが、互いにさり気ない交信に終始した。

私は当時、精神分析学会の委員として、内科系学会社会保険連合（内保連）に出席していた。内科系の諸学会の委員が定期的に集合して、医療費に関する意見を厚生省や日本医師会に具申する会合である。ところが、精神神経学会の医療問題委員長が理事長に立候補するというので、私が後事を託され、そのほうの委員をも兼ねることになった。しかし、肝腎《かんじん》の精神神経学会の医療問題委員会はいつの間にか、医療費なぞそっちのけで患者の人権を論議する場に変質してしまった。

しかも、作業療法は患者を使役《しえき》に使う人権侵害だとして凍結され、内保連の場に持ち出すことのできぬ状態となっていた。やむを得ず私は、整形外科などからリハビリの重要な一環として値上げを要求するのを横眼に見て、作業療法費のことは棚上げにしていた。その他の項目で、精神科の医療費を何とか一般科に少しでも近づかせ、底上げしようと孤軍奮闘した。内保連の論議が一段落するたびに、私はその提案をコピーして、精神科関連の諸学会に〈武田試案〉として送付していた。

ところが、二年経った年の秋、突然、精神神経学会の理事会から呼び出された。内保連の会合が一段落した直後のことである。指定された場所は、古くからある本郷の和風旅館の一室であった。自分たちの怠慢を棚に上げ、独断専行だとして私を吊《つる》しあげようとは何事かと肚をたてた私は、彼らと一戦やってやると勢《きお》いこんで出向いて行った。

座敷に通ってみると、十人余りの理事たちが審問官よろしく私を待ち構えていた。理事の代表から、理事会にも諮《はか》らずに勝手に行動しているので、実態を究明《きゅうめい》するという趣旨の発言があった。私は猛然と反発した。

「医療問題委員会の内容が変質し、開店休業の状態なのに、一体どこと相談すればいいのか。このままでは、精神科の医療費の他科との格差はますます大きくなる。それともあなた方は、内保連から脱退しようという肚《はら》づもりなんですか」

私の意見を押さえこもうとする理事もいれば、賛同する理事もいる。案件によっては、反対と賛成の意見が交錯《こうさく》して収拾がつかない。それもそのはず、理事の顔ぶれは新左翼、リベラル、共産党系と三者三様で、意見がまとまるはずはなく、集会は午後一時から夕方六時近くまで延々《えんえん》と続いた。しびれを切らして、たまりかねた私が発言した。

「武田会員は理事会の諒承もなしに、内保連で勝手な行動をしている。よって、学会から除名するという通知を出し、理事会の責任で内保連に委員を出すことにしてはどうか」

だが、誰一人として委員として内保連に出席すると名乗りをあげる者もおらず、火中の栗を拾おうとする者はいなかった。呼び出しておきながら、会合はうやむやのままお開きとなった。

だが、肚の虫のおさまらぬのは私のほうである。それから三年たっても、医療費の件は私一人で処理する状態が続いた。

癇癪玉《かんしゃくだま》を破裂させた私は、理事会に三十分の討論時間を申請して乗りこんだ。精神神経学会から公認された委員ではない私が、作業療法費だけを棚上げにして、内科系の他学会の委員たちと論争し、低額に抑えられている精神科の医療費の底上げを主張してきた。この状態をいつまで続けるのか。それこそ理事会の怠慢だと切り出した。

二人の理事が手を挙げた。二人とも新左翼の闘士である。〈よし、一丁、とことんまで対決してやる〉と身構えた。ところが、先に立ち上がった東大のMは、親しげな笑いを浮かべながら言ったものである。

「三年ぶりに武田節を聞きました」と。

続いて立ったのが京大のNであった。さあ、お出でなすったなと、私は身構えた。だが、Nの発言も、拍子抜けのする意外なものであった。

「いまの意見はもっともである。理事会としても直ちに、新たに医療費問題委員会をつくって対処するよう提案する」

意気ごんで出かけて行っただけに、私は思わずポカンとした。まさに呆気《あつけ》ない幕切れであった。

金沢学会以後の精神神経学会の総会では、手を挙げて質問すれば、新左翼の人たちも正面から応答した。ところが、続いて立った共産党系の会員が私の意見に賛同でもすれば、たちまち怒号が起こり、会場は蜂の巣を突っついたように騒然となる。順法闘争を表明している共産党に対する、彼らの剝《む》き出しの敵意はすさまじかった。これでは所詮、討論にはならない。次第に私も気易く質問するのが億劫《おつくう》になってきた。

いつの総会だったか記憶は定かではないが、執行部から通信の自由という動議が提出された。

私はすかさず手を挙げた。

「それは医師の裁量権の侵害であり、条件づきでなければ賛成できない。私は被害妄想や躁状態の患者さんの書いた手紙は、机の抽出《ひきだし》に放りこんでおき、症状が安定した時点で、本人に投函するかどうかと確認することにしている。みんな出さないでくれと言う。いったん投函してしまえば、社会に復帰してから本人にとってマイナスとなる」

「そんなことを言っても通らない。地方の一部の精神病院で、どんなことが現実に行なわれているかという実態がわかっていない証拠である。今の発言は認められない」と、登壇したMがきっぱりと私の抗議を否定したが、顔には笑いを浮かべていた。時の勢いは恐ろしい。反対する人は一人もおらず、動議は呆気なく成立してしまった。〈だから条件づきと言ったではないか〉と重ねて言う気も萎《な》えていた。理事会にかけあいに行った私に対し、三年ぶりで武田節を聞いたと言ったのも、この時のことがあったからであろう。

3

うっかり油断していると、足もとからとんでもない事態が起こるものである。新左翼の若手医師たちによる学会闘争も、思惑《おもわく》どおりには進まず、方針が現場闘争に切り換えられた。精神分析を学んでいるNをはじめとする慶応出身の若い医師たちが、反精神医学に一定の共感を抱いていることは承知はしていた。だが、まさか自分の病院で反乱が起こるとは思ってもみなかった。まさに足もとを掬《すく》われた思いであった。

私が精神分析的な病院治療を実現すべく努力していることも、基本的に私の方針に抵触しないかぎりは、彼らの意見を取り上げる姿勢を持っていることも、彼らは諒承していると思っていた。社会に対する見方がいかにかけ離れていようと、反対の立場にいようと、情感において通じ合う人間関係というものが存在すると思いこんでいた私は、たしかに甘かった。

昭和四十年代になって、私は従来の個人精神療法を中心とする病院治療を修正して、病院全体として機能する精神療法的な治療体系を目指すべきだと考えを改めた。集団精神療法の導入や、患者を中心とする生活療法的なレクリエーションなどを、試験的にやり始めていた時期であった。反精神医学の人たちの主張する、患者の自主性を無条件に尊重し、病院と社会との間の垣根を取り払い、同等の立場で治療を進めるという治療共同体論は、結果的には患者を甘やかすことになると、私は折にふれて語った。

医師と患者の関係は契約に基づくもので、その専門性を信頼するところから始まる。医療スタッフは、患者を軽快に導く水先案内人のようなものである。患者が自らを律することのできる状態にまで軽快した時点で、初めて対等な関係になる。それは患者の人格を否定するものではなく、かえって尊重することになるという私の説得にも、彼らは聞く耳を持たなかった。

彼らは病院内で精神分析的とされている考え方が、自分たちの考えと一致しない場合には、それを否定するという態度をとり始めた。

若者は時流ともいえる世の中の動きに染まりやすい。ことに若い看護婦たちのなかには、彼らに洗脳され、これが善であり正義であると吹き込まれて、気持が昂揚《こうよう》して舞い上がる者も現われた。時には机を叩いて激昂するさまは児戯に等しい。彼女たちは反乱の尖兵となった。従来からいた中堅の医師までが、彼らの言動に動揺させられ、現在までの病院の在り方は、家族主義的な一体感幻想にすぎず、個の平等を考えるべきではないかと、半ば同調するありさまとなった。

私はNの資質を買い、将来は病院運営の片腕となると期待していただけに、失望も大きかった。〈君たちの主張を枉《ま》げないのなら、官公立病院か悪質な医療をやっている民間病院に行ってやったらよかろう。一つの理想を掲《かか》げてやっているこんな小さな病院でやるとは何事だ!〉と、怒鳴りつけたい気持であった。若手の一人、Kは〈まさかこの病院で運動を展開するとは思わなかった。あの二人にはついてゆけない〉と述懐して、一年後には官公立の病院に転勤していった。

私は何度か、全職員を集めて彼らと対決しようと考えた。だが、精神分析学会の場では改革委員長として、リベラル、新左翼、共産党系の人たちとの調整をはかる立場にいることを思うと、そう軽々しくは動けなかった。まさに歯痒《はがゆ》い思いであった。表舞台では真向《まっこう》から意見が対立しても、心情的には新左翼の人たちと通ずるところがあると思っていた私は甘かったようである。

職員の一部はNたちの運動に同調し、病院内に一つの勢力を形成していった。だが、時が経《た》つにつれ、多数の職員たちは、彼らの言動を言論の暴力として反発を強めるに至った。こうなると、職員相互間の対立と暗黙の闘争は、深刻なものとならざるを得ない。当時、事務長は頭重を訴え、総婦長は出勤してくると吐き気を催《もよお》すと訴える始末であった。

この時期には民間病院でも、この種の抗争が頻発し、外部からも白いヘルメットをかぶった新左翼の闘士たちが応援に駈けつけるというニュースも伝わってきた。ある病院では院長は卒倒し、事務長が蒸発するという事態も起こっている。

だが、私のところでは破局にまでは至らなかった。Nたちも精神分析的な理解という共通の地盤に立って節度を守り、患者たちをも闘争に巻きこむようなことも、外部に応援を求めることもしなかった。ただ残念でならなかったのは、精神分析的な病院治療を実現すべく、試行錯誤を繰り返しながら一歩一歩、実践に歩み出していた時期と重なったということである。しばらくの間はその試みも頓挫《とんざ》し、足踏みさせられた。

今から思えば、新左翼運動も、押し移りゆく時の流れの一齣《ひとこま》でしかなかった。時代の閉塞感を吹き払うべく、現状を打破して自らの存在意義を浮き立たせようとした一部の若手医師たちが、青壮年期のたぎる情熱を叩きつけた一場の夢であった。

いっ時の彼らの感情の昂《たかぶ》りは、奔馬に乗って戦場に乗りこむ荒武者たちの雄叫《おたけ》びを思わせるものが見てとれた。既成の秩序に対抗し、自らは体制破壊者だというロマンに陶酔していた。現在の悪を取り払い、来たるべき未来の善を引き寄せる尖兵だという夢想家的な楽天主義にほかならなかった。運動に参加した若手医師たちは、成功すれば次は自分たちが支配者になって、自分たちの善を一般大衆に押しつける結果になるとは気付いていなかった。

倒すべき相手と同じように、自分たちの心の内部にも、権力支配の欲望が疼《うず》いているとは知らぬ小児病的な演技だとわかってはいなかったと言える。洋の東西を問わず、人間は自らの権力への欲望を論理で正当化しようとする。彼らの情熱が冷静な権力機構によって呆気なく叩き潰《つぶ》された時、正当な論理として信じてきたものが、実はやみくもに駆り立てられた力の発露への憧れにすぎなかったと思い知らされた真面目な青年たちを襲った脱力感は、確かに深刻なものであったろうと思われる。

新左翼だった慈恵出身のMも、北海道の新天地でおのれの志を遂げたいと私に別れを告げにきた。だが、経済的にもまた、さまざまな点でも苦労が多かったようである。治療共同体を実現するという夢は遂に果たせず、自らの生命を断った。これもまた、人それぞれの辿った運命というものであろう。このせわしない浮き世に今も生き続けて、それぞれの業務に明け暮れている彼らの胸の底には、一体どのような思いが澱《よど》んでいるであろうか。

無意識について

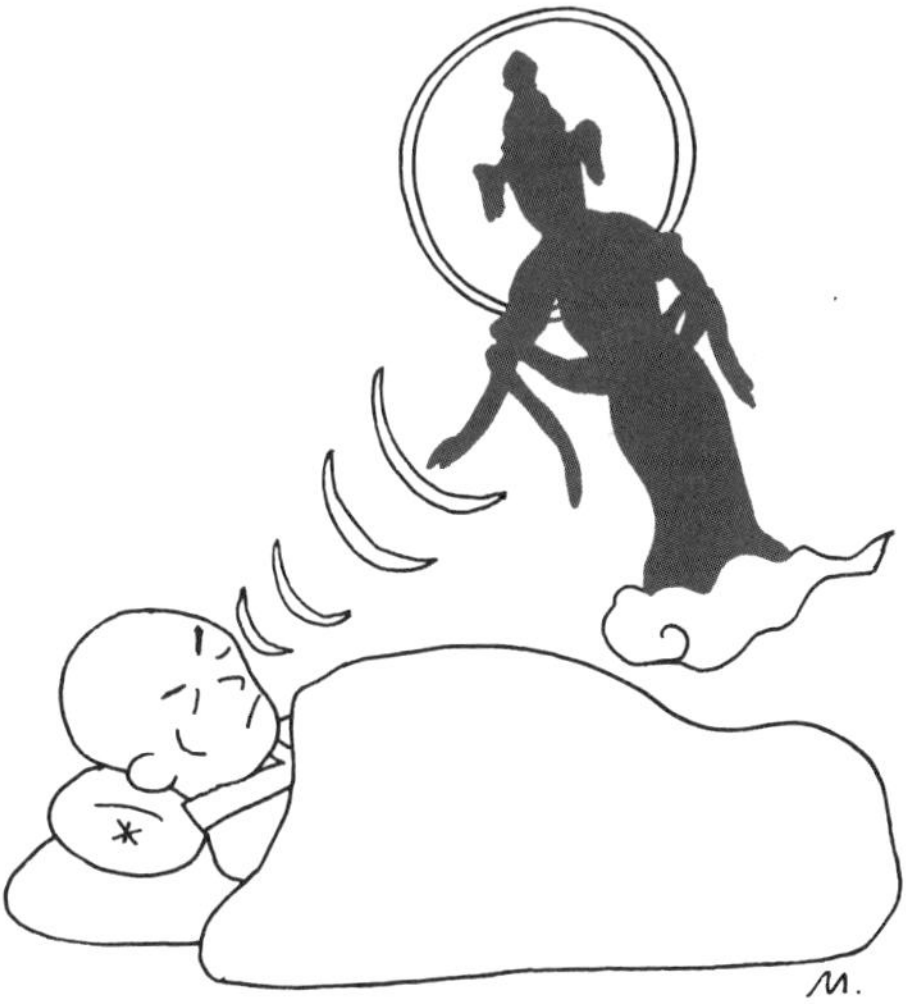

1

第三回だったか記憶は定かではないが、中国地方の病院に勤務する土居さんの友人が、精神分析学会で〈仏教と無意識〉について発表した。アーラヤ識とかマナ識とか聞き慣れぬ言葉が大きな紙に図示されていた。だが、遠い昔のお伽話《とぎばなし》を聞いているかのように、会場はしらけて何の反応もなかった。聞いていた私も、治療とは関連のない仏教の説明だけでは、何のための発表かと呆気《あっけ》にとられた。たった十五分かそこらの発表では、もとよりこれだけ大きなテーマの話などできるはずはない。何とも場違いな気がした。

かつては東京で、古澤門下に連《つら》なっていたと聞いていただけに、何とも寂しい思いに襲われた。仏教の無意識の説を引っ提《さ》げて、自分の存在を示そうとする都落《みやこお》ちした人の一種の足掻《あが》きのようなものなのだろうか。精神分析の中心地から離れた人の寂しさのようなものが感じられた。

無意識の発見は、西欧にあってはフロイトの功績に帰せられた。それまで意識を中心に据え、意識イコール精神と考えてきた西欧の知識人たちに衝撃を与えたことは事実である。だが、単に無意識の存在を認めたというだけならば、同じ頃、アメリカではウィリアム・ジェームスが下意識という言葉を流行《はやら》せており、必ずしもフロイトの独創といえるものではない。フロイトの功績は基本的な仮説を立てて、臨床経験と照らし合わせながら、理論的にも納得できるような論理構成を固めることで、科学的な真理を目指した点にある。

フロイトが十九世紀から二十世紀にかけての知性の代表の一人に数えられるのは、科学的な合理主義がその拠《よ》り所であったからである。フロイトは、それまで対象化できぬと思われていた無意識の世界を俎上《そじょう》にのせ、無意識を人間の心的構造の下部機制と見なして、既成の概念に挑戦した。あることへの関心に焦点を合わせれば、たちどころに意識にのぼってくる前意識と、さらにその下層にある意識にのぼってこない潜在的な無意識があるとした。失錯行為や言い間違え、夢や神経症者の臨床知見から無意識の世界に迫ろうとした。

ヨーロッパのある州議会で、議長が開会を宣《せん》する際に、〈ここに閉会を宣します〉と言い間違えた話は有名である。厄介な議事が山積していれば、議長としては難なく無事に早く終わって欲しいと思って当然である。閉会を宣したのは、会議のスムースな運営に自信がないので、できるなら開きたくないという意向が無意識のうちに働いたためである。無意識の葛藤は、夢や言い間違え、あるいは置き忘れなどのさまざまな形をとって顔を出す。

とはいえ、フロイトやジェームスより千五百年以上も昔に、無意識について省察《せいさつ》した人がいたと知ったのは驚きであった。だからといって、当時の私は仏教について詳《くわ》しく知ろうとは思わなかった。そんなことに気をとられていては、西欧近代の科学的合理主義の旗印《はたじるし》を掲《かか》げ、医学のなかにその存在を認知させようとしている精神分析学会の会員としては、この先輩のようにとんだ異端者だという眼で見られかねない。

人間という生きものは、群《む》れをなして生活する。一つの集団に所属したからには、そこからはじき出されることに怖《おそ》れが潜《ひそ》んでいるのは自然である。ただでさえ、自分のなかに古臭いものを引き摺《ず》っているという劣《ひ》け目を背負いこんでいる。

自分のなかにある古い時代の抑圧から解放してもらいたいと、一人の患者として古澤先生のもとを訪れた私は、他の同僚たちとはいささか毛色が変わっていた。それがいつの間にか教育分析に切り換えられ、しかも超自我の分析が未徹底ということで修了とされた。

その頃の私は、人間などというしろものは誰もが、自分のなかに古い時代からの文化伝統を澱《おり》のように沈澱《ちんでん》させているのが当然だとは思っていなかった。人間が声を発した時には、他の動物たちと同じく信号として機能したのであろうが、言葉が生まれ、文字が考え出され、文章による伝達が可能となれば、それが一人歩きして単なる生物学的な遺伝と並存し、文化遺伝としての超自我が形成されたのであろうとは考えてもみず、何か正体不明のものが揺曳《ようえい》していると思えていた。

私たちは眠っている間でも、自分を監視するもう一人の自分、つまり見えざる他人がいて、その検閲を通らぬ限り、無意識の欲望が前意識や意識に到達することができぬとは知ってはいたが、本当の理解にまでは至っていなかった。私が仏教の文献に触れるようになったのは、それから十年以上もたってからである。

精神分析は、経験科学であるというのがフロイトの一貫した考え方であった。精神分析の目指すところは、科学的理念の追究により精神の自由と自律性を獲得するという点にあった。自然科学では統制された一定の条件の下で対象を観察し、客観的な方法により反復実験を重ねた上での因果論的な説明が要請される。

だが、フランスの科学的犯罪捜査《そうさ》法を教える学校には、スローガンとして、〈眼はそれが探し求めているもの以外は見ることができない。探し求めているものは、もともと心のなかにあったものでしかない〉という言葉が掲《かか》げられているという。

自然科学は、人文科学や社会科学とは違って、人間の価値判断とは一切かかわらぬと表明してきた。何年か前、右利きの人は右脳が快と感じなければ、左脳の論理機能は有効には働かないという興味ある記述を見た。そうなると、この説が正しいとするならば、人間の脳は快と感ずる右脳がまず働いて、それを論理的にまとめあげようと左脳が作動《きどう》すると想定される。データを解析するのは、人間の認識する能力である。認識というものは、何らかの理論的な概念の枠がなければ働かぬという事態は、理論が先行することにより、初めて客観的な世界が現前することを示唆《しさ》する。心の作用の深奥には、素質遺伝による資質と、文化遺伝としての超自我との相剋《そうこく》・協調のなかから志向性が立ち現われ、左脳が理論武装するということになりそうである。青春のある日に夢見た志向性を合理化し正当化してゆくのが、人間の営《いとな》みということになるのかもしれぬ。

このような前提に立つと、フロイトも科学的探究という志向性により、神経症者の無意識の心の働きを手がかりに、人間一般の無意識というものを追究していったことになる。精神分析が個人の生活史を重視する点では、事物の一回限りの個別性の記述を特徴とする歴史的・精神的な現象を研究する文化科学に近似していることは否定できまい。その方法論は解釈学ということにもなり得る。

精神分析治療の場合も、治療者の主観のレンズを通さなければ成立しないという事情は、いかなる歴史の叙述《じょじゅつ》も、記述者の主観のレンズを通して成立していることとさして変わりはあるまい。私たちの若い頃には、近代合理主義万能の時代の影響により、精神分析を科学として精神医学のなかに位置づけようとする必死の思いがこめられていたとはいえ、自然科学と完全に一致させようとしたところに、無理があったように思われる。

最近の精神科医で精神分析治療に携《たずさ》わっている人たちは、私たちの若い頃のように精神科の他の領域の医師たちから、精神分析を自然科学の一つと思うのかと問詰《もんきつ》されることもなく、あまりこだわりを持っていないように見える。私が若い頃、精神分析に関心を持ったのも、科学的な治療論だからというのではなく、子供の頃から何となく歴史に関心を抱いていたという性向に由来する。時代の流れも変わったと、感慨ひとしおの思いである。

抑圧という心理機制は、超自我の行動規範による制止と、その捌《は》け口を求める本能衝動との間に起こる葛藤との自我による妥協の産物である。人間の心は自己制御装置をそなえる一個の組織であり、フロイトはそれを自我と呼んだ。自我により抑圧され、廻り道しなければ、意識に顔を出せぬ窮屈な状態におちいっている無意識の欲望は、欲動エネルギーとして噴出しようと渦《うず》を巻いている。そこからさまざまな症状や性格の歪《ゆが》みを発生させる世界である。

その内容が無意味なために意識化されぬといった平板《へいばん》なものではない。意識化に埋もれてしまえば、再び意識にのぼるだけのエネルギーを失うのではなく、自我に脅威を与えるだけの力を内蔵している。フロイトの理論が力動的であり、独創的だと称されたゆえんである。

フロイトの高弟で袂《たもと》を分かつに至ったユングは、欲動に突き動かされる行為と精神世界の対立こそ、心的エネルギーの緊張の源泉であると考えた。フロイトは、科学的合理主義の光によって個人の無意識の解明に努力したが、個人的無意識の更に深層に横たわる集合無意識の存在をユングは主張した。

個人無意識なるものは、個人が成長してゆく生活過程のなかで、反復して抑圧された内容からなる。だが、その深層に横たわる深層無意識は種族としての人間の、生物学的な遺伝による自然の特徴と、その後のさまざまな文化的な痕迹《こんせき》をも包含している。それは夢や幻想を介して、心の働きに関与するとユングは考えた。

自己の心のうちにひそんでいる暗黒の世界を明るみに出すことは、言語以前の太古からの痕迹をも含んでいるだけに不可能である。意識化されることのない、より深いところにある深層無意識からの、不可抗力的に噴出してくるものを含んでいるからと想定している。フロイトの指摘する個人的な無意識の底にある集合的な無意識こそ、人類の発生以来の人種的な生物学的な分化とは無関係に存在するというのがユングの説である。

私は初めてユングの説を読んだ時、フロイトの無意識は海面下に素焼きの瓶《かめ》を吊り落としたようなもので、個人という枠に限定され、瓶の外から侵入してくる他のもろもろの要素は、考慮の対象外として除外したというイメージを抱いた。それらは神秘のヴェールに包まれていて、科学の対象としては捉えがたいからと思われた。

フロイトが科学の枠組を踏みはずす異端者として、ユングを除名したのも当然と思われるが、同時に、それが科学というものの限界とも感じられた。中国儒教の孔子も周の時代以降の天の思想を暗黙のうちに肯定していたが、世俗内社会の倫理・道徳を表《おもて》に出して〈怪力乱神を語らず〉として黙して語らなかった。

とはいえ、ユングは治療的実践という面ではフロイトの技法を肯定し、青春期や長い間未成熟なまま思春期心性にとどまり続けている人の分析には、個人的無意識を処理するだけで事足りるとしている。治療者は水先案内人として、患者の歪《ゆが》んだ認知を気付かせ、その葛藤を弛《ゆる》めてやるために、患者の複雑にからみあった無意識の声に耳を澄《す》ませて聞くのがその役目である。

治療者はスポーツ選手のトレーナーの役割のように、選手の資質を開花させるという課題を担《にな》っているわけではない。患者の症状が軽快して、普通の社会に適応することが可能となれば、それで充分である。そこまでが治療の限界であり、それより先の人生は、患者自らが選びとり努力してゆくのが本筋である。時として患者の連想のなかに深層から閃《ひらめ》く叡智《えいち》が出現すれば、大抵の場合には大いに共感することで事はすむ。

しかし、さらに踏みこんで集合無意識を問題にしなければならぬのは、自己の内的な要請と外界からの圧迫との長い間の緊張のため、その葛藤から挫折した人のような場合であるとユングは言う。比較的すぐれた人でも、長期にわたって、不適当な状況に置かれ続ければ、耐えられなくなって当然である。そのような人の場合には、分析が進んで克服への機が熟したところで、集合無意識が課題となるというのがユングの主張である。

フロイトの着想は、すべての心理現象はエネルギー恒存《こうぞん》の法則に基づくとするもので、のちに生理学の分野で提唱されたキャノンのホメオスタシスという均衡《きんこう》性の概念と一致している。心的エネルギーは、自然の落差により一方から他方へと流動し、無意識のなかにあるその充塡《じゅうてん》量は、意識がそれを失う量に等しいと考えている。フロイトが無意識というものを、個人の心の堤防の内側に囲《かこ》いこんでしまったのは、近代科学主義に制約されたからだとユングは批判する。

フロイトの精神分析は、心というものを、限定された機能の複合体と見なしているが、ユングはそこからさらに一歩踏みこんで、より広範囲な包括的なものの探究に向かった。だが、フロイトの科学至上主義を克服しようとしたユング自身も、その思考の手順は、西欧合理主義の枠から飛びだすことはできなかったとする批判もある。

根っからの合理主義者であるフロイトは、宗教について、科学がそれを正しいと見なす根拠はまったくないと考えていた。人が宗教に求めるものの多くは、その非合理的な基盤は理解できるが、感情に根ざすにすぎず幻想にとどまるとする。幻想にすぎぬ感情要求を知識から慎重に分離するのが合理的な思考であるとする見解である。知性の人、フロイトにとって、宗教とは幻想であり、科学の進歩を妨げる厄介な存在であった。

〈宗教というお伽話《とぎばなし》は、情緒不安のもたらした作品である〉とフロイトは言う。魔術的空想は幼児的世界のものであり、原始人の幼稚な世界への遡行《そこう》にすぎない。幻想とは、願望充足への空想の産物であり、魔術的な行為は観念的なつながりを、現実ととり違えたものにすぎないと考えている。

個人の死という否定しがたい事実に対し、霊魂の不滅や不死という幻想を説くのが宗教であるというのがフロイトの見解である。たとえ無意識のうちではあっても、多くの人がそれを信仰しているのは、未開人と同じく幻想的な思考による。現実の不安や恐怖、苦痛を回避しようとする思考の全能という幼稚な段階にとどまっており、アニミズム（精霊信仰）にすぎない。

キリスト教についても、〈今や神は一人の人格となったので、人間と神との関係は、子供と父親との関係の親密さを回復することが可能になった〉として、一神教は、それでも文化的な一つの進歩を示すものとフロイトは考えた。アニミズム→多神教→一神教という進歩の図式である。

今や時代を超えて、常に宗教を支えてきた感情を追究することが必要だと考えたフロイトは、人間の無力感や全能への願望、攻撃的な衝動とその結果としての罪悪感などについて考察しようとした。人が自らの死の可能性を知るのは、他人の死に直面してみて、初めて他人との同一性の認識が発動するからである。

したがって、自らの死の可能性を否認するためには、他者の死に対する認識を曖昧《あいまい》にさせ、それを否認しなければ不可能である。生前の死者に対して無意識のうちに抱いた抑圧された敵意や、死んで欲しいという願望の投影が、死者に対する異常な怖れとなって作動《さどう》する。死者が生ける者への恨みや憎しみに充ちた悪霊や魔神となって出現するという原始的な思考のからくりは、その現われにすぎぬとフロイトは解釈している。

フロイトの畏友《いゆう》、作家のロマン・ロランは、人間の絶対的なもの無限のものに対する信仰の源泉となる独特の感情を、大洋感情と名づけた。それは人間のなかに偏在《へんざい》する純粋に主観的なもので、あらゆる信仰やすべての幻想を否定したところで、大洋感情があれば、それは信仰といえると述べている。だが、フロイトはその見解を受け容れることを拒否した。それこそ自我がまだ充分に分化する以前の、幼児期の一次的な自我感情への憧憬《あこがれ》にすぎず、外界と自我との一体感を示すものであると反論している。

第一次大戦を経て、晩年のフロイトはかなりペシミスティックになっていたといわれるが、自我の成熟、つまり理性による本能欲動の制禦《せいぎょ》に望みを繋《つな》いでいた。生物学の器管の進化論的発達をモデルとして、人間の心を対象化して理解するための構造を、理論的に構築し、科学的な心理学を打ち立てようとしたフロイトにとって、それは当然なことであったといえよう。

フロイトは、夢を人間の心のなかにある無意識的なものの王道と考えた。夢は視覚的な映像による精神活動の、退行的な形態をあらわし、夢のなかには隠された潜在的な意味がある。夢の効用は眠りを妨げるものではなく、内的な刺戟《しげき》で眠りから覚めるのを防ぐ点にある。眠りの生理的な作用は休息である。とはいえ、尿がたまったり、空腹だったり、喉《のど》が渇《かわ》いたりする生理的な要求だけではなく、心配や失望、満たされぬ欲望や罪悪感などの内的な刺戟もある。

つまり、無意識の葛藤はさまざまな形をとって夢のなかにも顔を出す。だが、夢を見ることで眠りを長びかせることが可能となる。とはいえ、いつも成功するとは限らない。幼児が眠りながら笑っているのを見れば、飴玉《あめだま》をしゃぶっている夢でも見ているのだろうと想像する。夢の本来の作用は願望充足にあるとフロイトは考えた。

しかし、大人の夢の多くは容易にはその意味を現わさない。単純な願望を現わすのは、現実の状況が困難な状態に置かれた時ぐらいのものである。砂漠で道に迷えば、オアシスの泉を夢見るであろう。幼時の夢とちがって、多くの場合は複雑な加工が行なわれる。夢もまた睡眠中の精神活動であって、眠っている間は低下し、意識過程よりも無意識の働きが活発となる。

だが、無意識の過程で起こる心の動きがそのまま意識に侵入してきては、事と次第によっては超自我の検閲にひっかかる。不安を誘発して眼をさまさせ、眠りの継続を妨げる結果になる。それを防ごうとして自我は夢を変形し、隠された意味があらわにならぬように変貌《へんぼう》させ、超自我の検閲をくぐり抜けようと工作する。これが夢の作業である。

頭に浮かんだことを細大もらさず治療者に告げることを約束させられるのが、精神分析治療で行なわれる自由連想法である。その際、患者たちがしばしば夢のことを話すので、夢が治療の一つの手がかりになるだろうとフロイトは思いついた。

その患者が現在、葛藤状況にあるならば、夢もまた記憶を遡《さかのぼ》って追究することの可能な、心の連鎖に組み入れられていると想定される。意識的な自我により拒否され、変形された夢の持つ本来の願望の意味を見破ろうとすれば、抵抗を惹《ひ》き起こすのは当然である。この抵抗があるため大抵の夢は、あたかも何ら関連のないような形からなる無意味な外見を持つ。

フロイトは多くの夢を扱った経験から、一定の方法を用いれば、その無意識的な意味を理解することが可能になると考えた。夢を一つのまとまった全体としてではなく、それを部分に分解して、その一つ一つの要素について自由に連想させることを思いついた。昼の間の日常体験が残渣《ざんさ》として夢のなかに現われると同時に、圧縮や置き換え、あるいは移動、さらには劇化や象徴化などの加工などもそのなかに含まれている。自ら見た夢の要素について連想してゆくと、その背後に隠れた願望があらわとなって、治療の進展に有効であるとフロイトは確信した。

2

中世の日本人にとって、夢は何らかの前触《まえぶ》れとして大きな意味を持ち、夢のお告げによる宗教的な感応を信じる姿勢が一般的であった。平安末期から鎌倉時代にかけての高僧たちの夢の話は世に知られている。明恵《みょうえ》の多くの夢の記述は有名であるが、親鸞や一遍も夢告を信じた。夢は視覚的な映像として現われる無意識の働きである。ユングもまたフロイトと同様に夢を重視し、無意識のメカニズムとその諸内容を知るためには、最も実りの多いものと見なしている。

だが、夢のなかに個人的な無意識の願望を探すフロイトの見解に、完全に同意しているわけではない。個人無意識の更《さら》に深層に集合無意識の存在を認めるユングにとって、夢は日常生活の残渣や身体的諸原因からくる個人的な無意識のほかに、さらにその深層に蠢《うごめ》くものまでありとあらゆるものを含んでいる。夢を個人の体験や願望の現われだとするフロイトの見解をさらに拡《ひろ》げて、時間・空間の範疇《はんちゅう》の外にある夜の世界からやってくる、謎めいた報告が現われることもあるとしている。ユングのいう集合無意識の概念は、東洋思想とのかかわりが強い。

比叡の山を下った親鸞が六角堂に籠《こも》ったその夜に、聖徳太子が夢のなかに現われ、法然と会えたが故に、生涯の扉《とびら》が開かれたと告げたと伝えられる。〈浄土真宗に帰すれども、真実の心はありがたし。虚仮《こけ》不実のわが身にて、清浄の心はさらになし〉との親鸞の言葉が示すように、信ずることは疑うこととの緊張関係にあり、一触即発の転機を孕《はら》んでいる。親鸞にとっては、余行を捨てて法然の指し示す方向を選択するか否かの正念場の夢であった。

一遍は阿弥陀仏が熊野権現《ごんげん》に化身して現われた夢告により、時宗《じしゅう》という法然や親鸞と同じ浄土教の一派を開いている。時宗の時とは、いっ時（刹那）に念仏に徹せよという意味がこめられている。この時の夢告は、信不信を問わず念仏札を配《くば》るべしというものであった。以来、一遍はわが法門は熊野権現夢告の口伝《くでん》なりと称して憚《はばか》らなかったという。勧進帳と念仏札を携《たずさ》えて各地を巡り歩き、その生涯に二十五万の人に結縁《けちえん》したといわれる。

熊野権現は日本古来からの在地の神であり、平安時代中期に在来の信仰に、仏説をとり入れて変容した神仏混淆《こんこう》の本地垂迹《すいじゃく》説の上に立つ神である。混沌のうちに太古からの信仰の面影を持つ熊野の地にあって、古来からの信仰が仏教の密教的な要素と融合しながら、民衆のなかに息づき、修験《しゅげん》の伝統をも伝える神である。

一遍は密教的な修験道や禅の境地に没入した経験をもつ。それは自らのうちなる俗と聖との相《そう》剋《こく》に悩み、過去を清算しようと決意した結果での試行錯誤《さくご》であり、窮極的には他力に徹することで、ようやく一筋《ひとすじ》の光明を見出した人であった。フロイトなら親鸞の夢も一遍の夢も願望夢と解釈し、超自我からのゆるしを得たものとするであろうが、両者にとっては心の奥を貫《つらぬ》いて透過してきた啓示であった。

日蓮の場合には、その確信をさらに強固にする契機《けいき》となったのが、幻視的な体験であったと伝えられる。安房の清澄山で虚空蔵《こくぞう》菩薩が高僧の姿となって眼前に現われ、明星《みようじよう》のごとき宝珠を授けたといわれる。果たして幻視であったのか、修行に疲れてまどろんだ時の夢告であったかは定かではなさそうである。

　親鸞には、もう一つ有名な夢の話がある。同じく疲れ果てて六角堂で眠った夜のことであった。救世《くぜ》観音が白い袈裟《けさ》に威儀を正して現われ、宿報によって女犯の道を歩まねばならぬなら、私が美しい女性《によしよう》となって相手となり、臨終に往生するよう導いてあげると告げたといわれる。師の法然が念仏のあり方についていろいろ述べているなかに、〈ひじりにして申されずば、妻をもうけて申すべし〉という言葉がある。法然の寛容性が親鸞の心のなかに潜在していたことによる、自己正当化の夢と解することも可能である。おのれの葛藤を正当化するための願望空想の夢であり、法然から夢のなかで妻帯の許可をとったようなものである。

　無意識に関する詳細な論述は大乗仏教の唯識《ゆいしき》論に見られる。マナ識は精神分析でいう自我と似ているが、制御装置としての自我とは異なり、外界と接するところに煩悩の汚れのすべてが集まってくるにすぎない。したがって、それを浄化するには絶《た》えざる修行が必要となる。また、超自我などという概念はどこにも出てこない。唯識論の解説を初めて読んだ時、ユングの集合無意識という考えは、アーラヤ識に近いと思えた。アーラヤとは蔵《くら》であり、人類が太古の昔から蓄《たくわ》えてきた記憶の痕迹《こんせき》が種子として蔵に貯《たくわ》えられてきたということを示唆《しさ》している。

　フロイトは、心の領域にまで科学的なメスを入れようとしたが、内面的なものを強調するユングは宗教を否定しなかった。霊魂不滅という宗教的な理念のなかに、エネルギー恒存《こうぞん》の法則を認め、魂の流転《るてん》という仏教の認識のなかにも、恒存するエネルギー変転の可能性があると見ていた。

フランスの哲学者ベルグソンは、刹那よりも連続を重視する。単なる時間にとってかわる瞬間というのであれば、現在だけしか存在しないことになり、過去が現在のなかに延びてくることはないと考えた。意識を中心に据える西欧の合理主義的な思考からすれば、時間は過去から未来に向かって不可逆的に流れる。時間の持続は未来をはらみ、進みながら膨張《ぼうちょう》してゆく過去の連続的な進展ということになる。早撮り写真のように、均質的な宇宙が忽然と消え失せ、再び現われるのが時間であると述べている。

幼児の性格は混沌としていて分割不可能ではあるが、成長するにつれ、ある瞬間ごとに適応するために選択し続けてゆくのが人間の生涯であると考える。人間は成長してゆく過程で、そうなり得たはずの、あるいは、そうなりかけていたものの残滓《ざんさい》を撒《ま》き散らしながら、一個の生活を送ってゆく。生命を一貫した進化の過程として捉《とら》え、放射線上に伸びてゆく時間の流れのどれを選ぶかは、その瞬間によるとしている。私は学生の頃には、そんなものかなと漠然と思っていた。

フロイトの精神分析も、あくまでも個人の人格形成とその歪《ひず》みという時間系列を重視し、神経症者の個人の生活史を遡及《さっきゅう》的にみてゆくことで、内在する葛藤を意識化させようとする。それが今、ここに凝集《ぎょうしゅう》して症状を形成していると考えるからである。そうなると、現在この瞬間に眼の前に現われた空間世界が、忽然《こつねん》として消え去るという仏教の教説は、過去・現在・未来にわたる時間をどう捉えているのだろうかと疑問に思われた。

奈良時代、聖武《しょうむ》天皇が国教として認めた大乗仏教のシンボルは、華厳《けごん》経の盧遮那《るしゃな》仏であり、奈良の大仏として親しまれている。宇宙の真理は釈迦の出現以前から厳然として存在し、歴史上の釈迦は人間の姿となってこの世に現われたとするのが大乗仏教の見解であり、華厳経はその代表的な経典の一つである。無明《むみょう》の闇より解き放たれ自在となれば、この世界は透徹した本然《ほんねん》の姿を現わし、無明は闇の彼方に没し去りその存在を失う。とはいえ、それも刹那《せつな》のことにすぎない。

華厳経には、地上で文殊《もんじゅ》菩薩のもとで修行し、弥勒《みろく》菩薩（兜率天《とそつてん》）のもとに送られた善財童子《ぜんざいどうじ》が、開かれた真実の世界を垣間《かいま》見たあと、再び下界の文殊菩薩のもとに送り返され、再び実践的な修行を積まされると表現されている。覚《さと》りの世界を自得するも、それは刹那のことにすぎず、幻・夢・影のようなもので、再び衆生《しゅじょう》の救済をねがって修行しなければならない。人間の煩悩の業《ごう》がいかに根深いものであるかを示している。

唯識論は西暦四〇〇年頃、無着（アサンガ）と弟子の世親（ヴァストバンドー）により成立した。潜在心をめぐる諸現象について、多岐《たき》にわたる論議を展開した無着の思想を、世親が集大成したといわれる。

人間の心の深層に迫るこの思想は、華厳経により奈良の大仏に結晶し、華厳宗や法相《ほっそう》宗など奈良六宗となって、日本の文化に彫りの深い陰翳《いんえい》を与えたことは特筆に価する。西欧の思想が継時的なパターンをもつのに対し、インドの思想は時間に無頓着で共時的であるといわれる。とはいえ、極めて論理的で、西欧の形式論理と似た構造をもち、アーラヤ識とマナ識と六根《ろっこん》が展開されている。

アーラヤ識は、無限の過去から現在に至るまでの行為が残してきた潜勢力であり、一切種子識《しゅじ》ともいう。人間はその蔵のなかに貯《たくわ》えてきた記憶の痕迹《こんせき》を、刹那にそこから取り出して生じさせる能力を持つとされる。六根とは眼（色・形）、耳（音）、鼻（香り）、舌（味）、身（触）、意（思う）の六つを指し、これらは現在的な感覚ではあるが、同時に、刹那・刹那に感ずるアーラヤ識から生ずる潜在的なものである。マナ識を加えて七識とも称する。

マナとは、測り知れぬ影響力ないし作用力をもつという意識で、精神分析でいう自我とは、マナ識に六識のうちの五官（眼・耳・鼻・舌・身）を除いた意を加味したようなものと思われる。常に煩悩につきまとわれるため、染汚意《ぜんま》（汚れたマナス）とも呼ばれる。六識もマナ識も、アーラヤ識から生じ、無常で変転してやまず、刹那ごとに生じて滅するにすぎない。いわば、流動のうちにあって刹那に現前し、たちまち消え去る。

とはいえ、現在化の際の印象は余韻《よいん》として、アーラヤ識に残るとされる。種子として残された余韻が発現することを現行《げんぎょう》と呼ぶ。この見地からすれば、アーラヤ識そのものはあくまでも潜在化していて、対象化されることはあり得ない。いわば深層無意識の世界であるが、六識のすべての汚れはマナ識に集められる。それは刹那に滅するとはいえ、種子としてアーラヤ識に貯えられる。

東洋の思想に深い関心をもつユングも、マナ人格という用語を使用している。原始類型的な形《けい》象《しょう》として捉えていて、測り知れぬ影響力ないし作用力をもつ人格類型と定義している。マナ識から転用したものであろう。マナ人格をもつ人は、他人に対して多大な影響力をもつ反面、それによって尊大となり、誇大妄想に引きずりこまれる危険もあるとしている。強烈な眩惑《げんわく》的な作用があるからである。拝火教の神であるツァラトゥストラの形象と自分とを完全に同一視したニイチェを、ユングはこの眩惑にひきこまれた典型的な一例であると見なしている。

ニヒリズムの克服を目指し、〈力への意志〉と〈永劫回帰《えいごう》〉の思想の融合を求めたニイチェは、超人の出現を待望した時点で狂気へと疾走した。アルプス山中の湖のほとりで稲妻のごとく、突如として〈永劫回帰〉の思想が脳裏に閃《ひら》めいたといわれる。

　怪物と闘う者はその過程で、自分自身も怪物とならぬよう気をつけねばならぬ、その深淵《しんえん》はこちらを見凝《みつ》めている。

これはニイチェその人の言葉である。自らを戒《いまし》めながらも、強烈な眩暈《めまい》の渕に引きこまれてしまった。ニイチェは宗教者自身が自らの欲望を抑圧することで、偽りの道徳をもたらしたとしてカトリックを痛烈に批判している。おのれに打ち克つということで、他人より優位に立つという錯覚は、性的快楽に劣らぬマゾヒスティックな快楽をもたらす。そこには聖職者の復讐《ふくしゆう》の怨念が妖しく光っているとするニイチェの指摘は、無意識の衝動の存在を示唆《しさ》する心理学的なものであった。

奈良六宗の基本となったのは唯識《ゆいしき》思想であるが、平安から鎌倉にかけての日本新仏教の基盤となったのは大乗起信論である。唯識思想と如来蔵《によらい》思想とを統合しようとしたもので、小冊子であるにもかかわらず、大乗仏教のなかでも屈指の論書といわれる。心は本来清浄で、人の心には如来が宿るという思想は、初期の阿含経《あごんぎょう》のなかにも見出されるといわれる。

だが、この書は初期仏教の大衆部が支持した心性本浄と妄念の世界である無明との矛盾を統合し、その合一を巧みに解説していると称される。インドの馬鳴《めみょう》（アシュバゴーシャ）の作と伝えられるが、書かれた年代もはっきりせず、中国人による偽作の疑いが強い。楞伽経《りょうがきょう》を介して成立したとされているが、この経自体が中国人の創作という説すらある。真如《まごころ》であるからには、無意識の最深層は清浄であるとして、アーラヤ識を如来蔵とも呼んでいる。

大乗起信論では、アーラヤ識は生じ滅し、常に変転する心の動きであると同時に、それとは裏腹に生起することもない永遠の真如を蔵している双面性が説かれる。月が雲に覆《おお》われていても、月であることに変わりはないのと同じで、真如《まごころ》であるからには、潜在してはいてもいつかは必ず顕在化すると指摘する。

人は誰しも妄念の生起消滅にさいなまれ、時々刻々と変化する現象の世界に生きている。現象として現われる日常生活のなかで真如を見ることができないのは、常日頃生起する妄念により掻き消されているからにすぎない。妄念に覆われている眼の魚鱗《うろこ》が落ちさえすれば、あらかじめ潜在している真如が、ありのままのすがたで立ち現われてくる。悉有《しつゆう》仏性であり、現勢化する可能性を秘めているからだと説いている。

中国儒教の孟子は、〈人の性《さが》は善なり〉と説いた。水に落ちようとする赤児《あかご》を見れば、その場にいた人は誰でも、利害得失を思ういとまもなく危険を省《かえ》りみずに救おうとする。忍びざるの心である。大乗起信論には、どことなく儒教の性善説の匂いがたちこめているように思われるのも、やはり中国で書かれた論書だからであろう。

ひとたび言分《ことわ》けされ、名づけられたものも、アーラヤ識のなかに沈澱しており、妄念となって発現するのが忽然念起《こつねん》である。大乗起信論のなかにも、〈忽然として念起こる、これを無明《むみよう》という〉という有名な言葉がある。念とはすでに言語化された発現である。フランスの精神分析医ラカンも、欲望とはすでに言語化され構造化されたものであると指摘している。人間の脳が他の動物たち、チンパンジーにくらべても三倍にも肥大した結果、信号として声を発するだけではなく、言葉が生まれ、文字が生まれ、文章が構成されたことで、後代に残された。とはいえ、言葉にはならぬ心情というものが、その隙間《すきま》に沈澱している。

言語哲学者の井筒俊彦は、〈言語意識の深層には、既成の意味というものは一つもない。時々刻々に新しい世界がそこに開ける。言語意識の表面では、惰勢《だせい》的に固定されて動きのとれない既成の意味であったものさえ、ここでは概念性の留め金が抜かれて浮遊状態となり、まるで一瞬に形姿を変えるアミーバのように伸び縮みして、境界線の大きさと形を変えながら微妙に移り動く〉と述べている。

人間世界にあっては教説といい、思想というも、それを表現するためには記号としての言葉や文字なくしては成立し得ないというジレンマを抱《かか》えている。唯識思想による華厳経でも、言語や文字は記号にすぎず、物事の実相を示し得ないと説かれ、大乗起信論にも、〈一切の言説《げんせつ》は仮名《けみよう》にして実なし〉と述べられている。真如をありのままに捉えることができぬからこそ空《くう》といわれる。妄念を離れることができれば、空すべき空もまたないということになる。

私は初めて大乗仏教の解説を読んだ時、現在この瞬間に眼前に立ち現われる空間世界が忽然として消え去るのであれば、時間とは一体何なのかと素朴な疑問を抱いた。他の多くの動物たちには、この刹那の空間しか存在しないのであれば、人間には生物学的な本能衝動体系から独立した言語体系が成立したため、時間という観念が生じたのであろう。

そうだとすると、精神分析でいう超自我と何ものなのか。両親の躾《しつ》けによって内在化されると定義されるが、両親もまたその親から躾けられる。それを遡《さかのぼ》ってゆけば、アーラヤ識に貯えられた記憶の痕跡《こんせき》と、記号として残された文化的な伝統とが相呼応して生じたものといえそうだと考えたものである。

人間の業《ごう》の深さを認めるということでは、奈良仏教の唯識論も、平安仏教の基盤となった大乗起信論も同じである。だが、無量劫《ごう》（終わりない）修行を積まねば覚りに到達しないとする唯識思想と、心性本浄を説く大乗起信論とでは、人間そのものの捉え方が異《こと》なる。唯識では三乗五性の別を立てる。五性とは声聞《しょうもん》・縁覚・菩薩・不定種性・無性有情《むしょううじょう》であり、三乗とは初めの三つである。

釈迦やその弟子の教えを耳に聴《き》き精進《しょうじん》するか、独学で余すところなく精進することで覚りの世界に入れるのが、声聞・縁覚であり、あらかじめ自利・利他の行を円満に成就する資質を持っているのが菩薩と解される。無性有情は世俗的な心しかもたず、いわば縁なき衆生《しゅじょう》ということになりかねない。不定種性とは、三乗と無性有情との境界線上にあり、どちらともいえぬと解される。

奈良仏教の残照といわれる法相宗《ほっそう》の徳一と、平安仏教の一方の雄である最澄との三一権実論争は世に有名である。一乗と三乗のどちらが真実で、どちらが権《かり》かとする論争であった。天台宗の基盤である法華経の思想は、心性本浄の立場に立つ。最澄は当然〈悉有《しつゆう》仏性〉を説き一性皆成を唱えた。

だが、〈三乗方便、一乗真実〉を主張する最澄に対し、徳一は法華経の一乗は方便にすぎず、三乗こそ真実を明らかにしていると反駁《はんばく》した。不断の修行により正しい覚りに到達すれば、他の二性をも含む一切衆生《しゅじょう》を済度し摂取することができるとする論法である。この論争は五年にわたったが、最澄の死により打ち切られた。

火宅三車の譬《たと》えは有名である。火事になったら、牛車・鹿車・羊車に乗って家から逃げよと三人の子に指示し、逃げてきたところで大牛車で避難させたという話がある。三車とは三乗の譬えであり、火災は無意識のなかから生起する妄念の焔《ほのお》を意味する。牛車がそのまま大白牛車になったとするのが法相《ほうそう》の立場であるが、天台宗では大白牛車を三車とは別の車と見なし、三乗を一乗に包みこもうとする。三車とは権《かり》の方便で、一乗を顕示《けんじ》して仏の智慧《ちえ》に入らせるために方便を用いて真実を示そうとしたと解釈している。

妄念の焔と表裏の関係にある如来が宿《やど》るとするのが、心性本浄の思想である。だが、法相宗の基本にある唯識思想は、資質を超えて正覚《しょうかく》に至るべく、修行し精進《しょうじん》せよとする。性悪説ともいえるが論理的である。だが、無性有情の縁なき衆生まで救済できるのかと、私にはいささか疑問に思えた。

それだけに、妄念と真如を包摂《ほうせつ》して一体とみなす大乗起信論は、人びとに希望を与える点で注目に価《あたい》すると思われた。如来蔵の思想を明確に打ち出したのは、中国で変容した仏教であり、中国仏教といえると思われる。奈良六宗は、インド大乗仏教の面影を強く残しているが、平安仏教である天台・真言の二宗は、中国化した仏教の色彩が強い。真言密教の開祖空海は、「中論」を著わした龍樹（ナーガルジュナ）を八宗の祖と述べ、奈良仏教も平安仏教も、その源流は一に帰するとしている。

龍樹は西暦一五〇年頃の人といわれる。東洋の思想でありながら、論理的にも精緻《せいち》な追究を実現した唯識思想と、如来蔵思想との統合をはかろうとした大乗起信論とは、龍樹という大乗仏教の源流から発しながら、対極に位置する合理と非合理との緊張関係を別の次元で体現しているように思われる。天台も真言密教も一乗説の立場をとるが、最澄は密教も天台のなかに包摂《ほうせつ》されると構想したが、空海は密教のほうが深いと主張した。

森田正馬と古澤《こさわ》平作

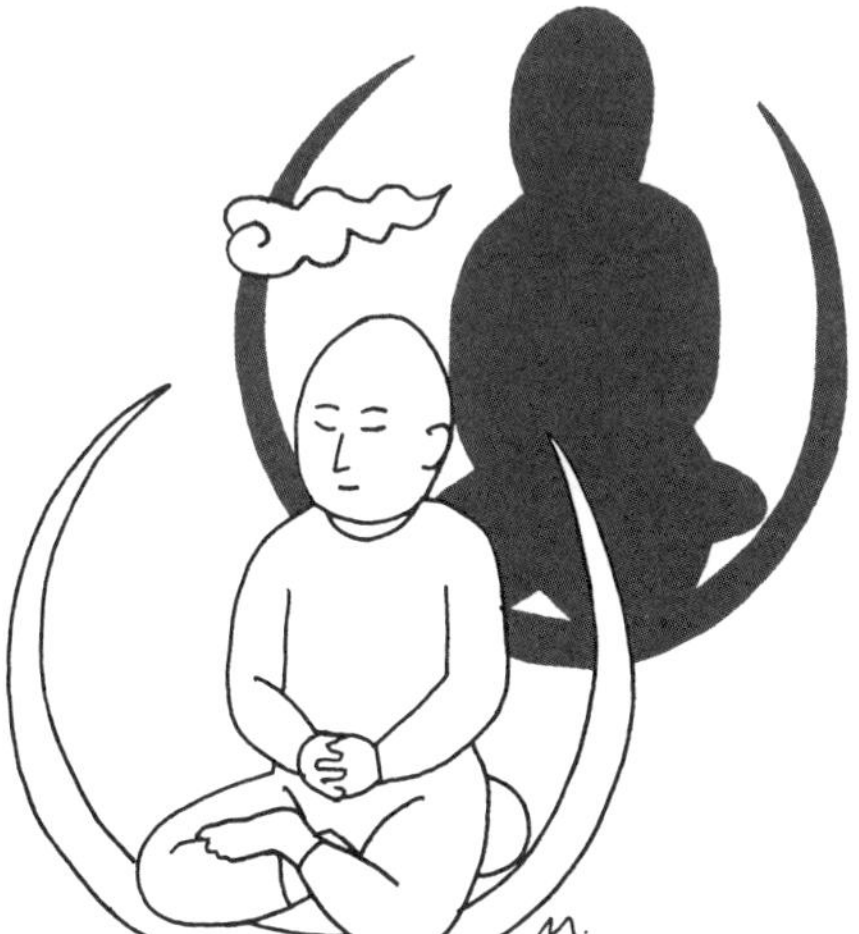

1

日本の精神医学のなかに精神分析理論を招来《しょうらい》したのは東北帝大の丸井清泰であり、ウィーンに渡って精神分析の技法を学んできたのが弟子の古澤平作であった。一方、ドイツ精神病学はそのまま受容しながら、神経症については東洋的な日本独自の治療方法を編みだしたのが森田正馬である。精神療法の目指すところは、精神分析的には抑圧された無意識からの、仏教的にいえば煩悩あるいは執着からの解放である。

日本の精神医学界に定着したドイツ精神病学からは離反しない形で、神経症について独自の治療理論を追究した森田と、それに敢然《かんぜん》と叛旗《はんき》を翻《ひるが》えした丸井・古澤の師弟は、いずれも西洋近代医学に追随した文明開化の子であった。丸井については断片的な知識しか持ち合わせていないが、先年、森田学派の集まりで話をしたあと、森田と古澤との間にはどこか通底するところがあるのではないかと示唆《しさ》された。まったく異なった生き方を辿《たど》りながらも、二人の心底にひそむ東洋と西欧との葛藤には相通ずるところがあるように思われる。

だが、明治七年生まれの森田と、明治三十年生まれの古澤とでは二十三歳の開きがある。幕府倒壊から間もなく、しかも西南の役の前に生まれた森田と、日清戦争に勝利して世界の表舞台に登場しようとする昂揚《こうよう》期に生まれた古澤とでは、二十年余りの開きの差は想像以上のものがある。

西欧文明に早く追いつき、屈辱的な不平等条約から脱却《だつきやく》しようと足掻《あが》いていた明治初期の森田にとって、先進的な西欧の文化は前方に光り輝いていた。だが、幕末からの和魂洋才の伝統は、気概のある森田のような少年には葛藤をもたらす。その一方、かつては東洋の覇王であった中国を打ち破り、明治三十九年、日露戦役凱旋《がいせん》記念切手と絵葉書が発売された時、八歳の少年であった古澤とでは、その時代背景をまったく異《こと》にしている。

あまり裕福とはいえぬ四国の農家に生まれた森田は、昔気質《かたぎ》の父親とはうまが合わなかったようである。生来《せいらい》負けん気で、社会的地位とか職業などは度外視して、人間同士として赤裸々《せきらら》な気持で親しもうとする性向は、社会秩序の型にはまった父親の眼には、疎《うと》ましいものに映ったかもしれぬ。しかも、子供の頃から病気がちで父との葛藤も内向し、怠学や落第、あるいは家出したりして、旧制中学五年を八年もかかって卒業している。

ちなみに、古澤は師の丸井より十一歳若い。その生家は江戸時代から四百年も続いた旧家である。町の小銀行の頭取をつとめ、煙草の元売りを兼業していた父親は、小作人を使う米作農家で、多少の畑のほかに山も持っていた。恵まれた環境に育ったといえるが、どこの家にも一つや二つ、悩みの種はある。三兄の不行跡の尻ぬぐいを常にさせられる両親に同情して、中学生の古澤は、どうしたら人間の性格は改造できるかと、口にしていたといわれる。

しかも、中学の上級になった頃には、個人主義的な自由思想が中学にも波及してきていた。保守的な校長の排斥運動が起こった時には、ストライキの先頭に立っている。正義感が強く、潔《いさぎよ》く振舞うことをモットーとしていたふしがある。いったん決心したからにはと、周囲の圧迫にも屈せず頑張ったが、結局は停学処分をくっている。

仙台の二高に進んだ古澤は、浄土真宗系の自治寮に入り、自力本願か他力本願かの論争に加わった。戒律を守って修業を積むには、堅固な意志が必要であるが、それができるのは資質に恵まれた少数の者だけである。それでは無学無智の大衆は、救われぬまま放置される。衆生済度《さいど》の仏の思召《おぼしめし》にかなうのは他力であると主張したようである。ストライキの挫折の体験や一高受験失敗なども影響したであろう。

近代的自我の目覚めを意識させられた大正初期の青年たちにとって、親鸞の悩みは青春の煩悶《はんもん》の投影として、同一化しやすい対象であった。もともと寡黙でとっつきにくいところはあったが、ひたむきで向うっ気が強かった。熱っぽく自説を主張したであろうことは疑う余地はない。

ところが、大正十年、不幸にも二高を卒業する年に、網膜剝離《はくり》に見舞われている。東京での一年有余の闘病生活、右眼失明、左眼の斜視と弱視をもたらしたこの大患に、強烈なショックを受けたのは当然である。この時の苦悩は、その後の生き方に決定的な影響をもたらした。

この間、一人の求道者として、日蓮宗の田中智学の門を叩いたこともあったようである。親戚にも日蓮宗の信徒が多い。数多《あまた》の受難にもめげず、自らの確信するところに邁進した日蓮のますらおぶりに惹《ひ》かれたからであろう。二高在学中には親鸞の他力門を信じたものの、さて現実に大患に見舞われ、打ちひしがれてみると、日蓮の強烈さに惹きつけられたのも無理はない。

だが、結局は日蓮の烈《はげ》しさは肌に合わず、再び親鸞へと傾斜していった。回復期に中学時代の友人に書き送った手紙には、病《やま》いによる失意と苦悩のなかから得難《えがた》い収獲があると書いてあった。いつまでも身の不運を歎いていたところではじまらぬ。再出発の決意を綴《つづ》ったものである。

人はその内面に両性性を併《あわ》せもつ。若い頃から鼻っ柱の強かった古澤も、見かけの上での男性性にもかかわらず、母性的なものへの思慕を通じて、自己分析を介して自らの内部にある女性性を自覚するに至ったのであろう。

戦後、弟子となった小此木が古澤のもとを訪れた際、二度目の面接で両親の信仰上の師が田中智学の弟子にあたると語ったところ、その奇縁に驚いたといわれる。初対面から小此木の資質を高く評価していただけに、宗教的な因縁に不思議な思いがしたようである。

「あなたの基本的な性格を見ていると女性的だが、日蓮上人は日本仏教のなかでは男性的です。あなたが日蓮上人のような生き方を模範にしようとしても無理だから、もっと女性的なものを受け入れなさい」と言われたと、小此木は書いている。たった二度の面接で、これだけのことが言える古澤もたいしたものである。

森田は、父との反目から上京して苦学しようとしたが挫折し、父も折れて熊本の旧制五高に進学できた。無理をすれば学費ぐらいは捻出《ねんしゅつ》できたようである。続いて東京帝大の医学部に入学しているから、その負けん気には恐れいる。不撓不屈《ふとうふくつ》の意志の賜物《たまもの》といえる。とはいえ、五高時代には心臓の脈打つ不安発作や常習頭痛に悩まされ、大学に進学してからも脚気《かっけ》や神経衰弱を病《や》んでいる。そのため、大正初期には参禅もしているが、あまり熱心ではなかったといわれる。

どうやら神経衰弱からは解放されなかったらしい。後年、森田が自ら編みだした森田療法と禅との関連を否定したのは、このことも一つの遠因となっているのかもしれぬ。しかも、明治初期に生まれた森田は、古澤たちのように大正ロマンの洗礼を受けることもなく、近代的自我の目覚めなどというものに振り廻されることもなかったであろう。父との無意識の葛藤のすさまじさを物語っている。

森田の病《や》んだ神経衰弱とは、おそらく強迫的なもので、時には鬱的な気分にはなっても、その意志の強さからほんものの鬱におちこむことはなかったろうと想像される。強迫神経症とは、自分にも隠蔽している無意識の葛藤を、外《そと》に漏《も》らすまいと必死に防衛している病態である。

後年、東京帝大の精神科の同僚と一緒《いっしょ》に撮《と》った写真を見たことがある。いかにも端正《たんせい》で秀才タイプの顔立ちといえるが、内面的には神経質の翳《かげ》を漂《ただよ》わせているように見えた。日本に初めて精神医学を樹立するのに、大きな力をもっていた呉秀三の門下生という立場を、生涯崩すことはなかった。医学生時代、父からの仕《た》送りも絶え切端《せっぱ》つまって、憤懣《ふんまん》やるかたない思いをした時、開き直って背水の陣を敷く思いで猛勉強したところ、意外にも好成績をかちとっている。死を覚悟して恐怖に突入した成果であった。

だが、神経症的な余韻《よいん》はその後も続き、悩まされたようである。精神科医となったのも、この時の体験がその動機となっているようである。自らの神経症からの脱却に苦闘しながら、精神療法家を志したといえよう。とはいえ、医者になった初めの頃は、神経症の患者に催眠や説得療法を実施しているが、成果があがらなかった。

ところが、たまたま転地療法のつもりで、精神科看護者とともに患者を自宅に同居させ、掃除などをさせているうちに、症状が好転したという例に遭遇している。また、苦悶《くもん》の強い神経質の患者に絶対臥褥《がじょく》をさせたところ、意外にも効果があったのに驚かされた。

絶対臥褥とは、日常的な外界から遮断して、静かに寝かせることである。そうなると、抱き続けてきた不安が想念となって頭をもたげてくる。煩悶《はんもん》し苦しむという現象が出現する。だが、二、三日もすると、心身ともに安静の状態を取り戻し、一人で放り出されても何事も起こらなかったという安心が生じてくる。その結果、不安から幾分かは解放され、日常生活に復したいという気も起こってくる。森田が独自の治療法を開発したのは、この二つの事例から得たヒントによる。

森田のはじめたこの治療法はかなり指示的で、家庭療法的なものであった。自らを師父として父性的な立場を堅持することができたのは、夫人に看護長としての役割を分担させ、母性的な存在として蔭で支えさせたからであった。

一方、古澤は大正十五年、東北帝大の医学部を卒業すると、ためらうことなく精神医学教室に入局している。三兄の不行跡のこともあり、自らも大患を身をもって体験した。学生時代、丸井から精神分析の講義を聞き、フロイトの存在を知ったのは驚きであった。人間の心の病理を科学的に探究し、それが治療に繋《つな》がるということは、臨床精神科医を目指していた古澤にとって、眼前に光明が点《とも》ったようなものである。

個人の心の底深く蠢《うごめ》くドロドロとした煩悩の世界を突き抜け、安心決定《けつじょう》の境地を自得しようとした親鸞こそ導きの師と思ってきた。だが、親鸞はおのれを見凝《みつ》め、善悪を超えて魂の救済を発願したとはいえ、心の病いに対する処方は示していない。

この当時、精神分析を受け入れていた大学はほかには一つもなく、丸井はまさに孤軍奮闘であった。入局した古澤は型どおり、精神生物学的な研究とその実験に取り組みながら、ひたすら精神分析の文献《ぶんけん》をむさぼり読んだ。厳しい自己分析によって、無意識の闇に射しこむ一条の知性の光の存在を見出したフロイトは、古澤の一生を規定したといえる。

とはいえ、中学二年で陸軍幼年学校を受験して不合格となった古澤のなかには、どことなく明治の風が吹いている。旧制二高に入学した大正七年頃には、教授には「瀧口入道」などのロマン調の美文で青年たちの共感を呼んだ高山樗牛や、男性的な叙事詩で青年の心を鼓舞した土井晩翠など、錚々《そうそう》たる文人が顔をならべていた。

生ける歴史か　積り来《こ》し齢《よわい》は高し二千年
影は萬里の空に入る　名も長城の壁の上
落日低く雲淡《あわ》く　関山みすみす暮の色
征馬悼《いた》みて留りて　遊子俯仰《ふぎょう》の影長く

と詠《うた》いあげた「萬里長城の歌」のごときは、明治青年の気骨と詠嘆《えいたん》で、青年たちを感動させた。古澤のなかには、明治の息吹《いぶ》きを受け継ぐ気概と、個の意識に目覚めようとする大正の近代合理主義の風潮とが錯綜《さくそう》しているかに見える。

入院森田療法では、絶対臥褥の期間を第一期として、原則的には一週間を考えている。軽作業期といわれる第二期には、他人との会話を制限して、静かに庭の樹木などを観察させたりした後、日常の作業として炊事や配膳、拭き掃除などをやらせ、また、軽いスポーツやゲームなどを楽しむようにと指示する。そうすると、前向きな願望と、再び病気に逃避したいという願望との葛藤が生まれ、その相剋《そうこく》に直面させられる。これが治療の眼目である。この期間は患者の病態や性格により、一週間ないし二週間を見込んでいる。

続く第三期は生活訓練期とされ、患者が自分で作業を工夫し、その遂行に努力するよう指導される。あるいは、入院のまま学校や職場に行かせることもある。そうすると、症状の再燃が生起するが、また起こるのではないかという予期不安を、あるがままに受けとめて、行動の習慣化を促進するように仕向けてゆく。それと同時に、患者に毎日の生活を日記に書かせる。治療者はそれを読んで、患者の心の動きを知るとともに、短評を書きこむことで生活意欲の向上に努めるための資料となる。

症状にとらわれずにやるべきことはやるというこの考えは、森田自身の体験に由来するとはいえ、自らの神経質を克服して神経症から脱却し、精神療法家になり得たのは、身分や職業などにこだわらず気易く人と接することのできる、無頓着な別の一面があったからだともいわれる。森田療法は禅と通ずるところがあると見なされる。

だが、森田自身は禅とのかかわりを否定した。この治療方法は自分が創始したものだという自負もあり、西欧近代合理主義の医学界に身を置くからには、宗教と関連があると言われるのを避けたい気持が働いて当然である。若い頃に参禅したものの、没入できなかったという体験も、何がしかは作用したであろうが、大きな要因とはいえまい。森田が自らの神経症理論を精神病領域にまで拡大しようとしなかったのは、ドイツのクレペリン学派の精神病学的伝統を受け継いだ呉秀三の門下生である以上、そこから逸脱するには憚《はばか》りがあった。

2

古澤の師、丸井は森田より十二歳年少で、明治十九年生まれであった。東北帝大に精神医学の講座を開くことを指示され海外留学を命じられた。この時代にはドイツ留学が慣例であったが、時あたかも第一次世界大戦のさなかであった。やむなく渡米して、当時のアメリカ精神医学改革の指導者の一人であったアドルフ・マイヤーのもとに留学している。

一九〇九年、クラーク大学の記念講演でフロイトが精神分析について語った時、マイヤーは聴衆のなかにいた。実用的な結果により理論の正しさは検証されるとするプラグマティズムのアメリカの風土は、精神分析の有用性を認めるのにやぶさかではなかった。フロイトの講演は、因果的かつ力動的な連鎖を求める私の生得《しょうとく》的な要求と合致《がっち》したと、マイヤーは書いている。以後、精神分析はアメリカにおいて、人間の科学を支える基礎医学の一つとしての位置を急速に占めていった。

仮に丸井が慣例どおりにドイツに留学していたとすれば、ドイツ精神病学を修めて帰国したはずである。この偶然ともいえる事態が、日本の精神医学のなかに精神分析を根づかせる契機となったことを思うと、人の世の運命の不思議さを思わずにはいられない。

診断の正確さと精密さを求めるドイツ精神医学と、文化的・社会的な環境を重視し、治療効果を優先する新大陸の精神医学とではその様相を異にする。元来が内科医であった丸井は、この新しい風を身に受け、まさにこれから発展する精神医学と巡《めぐ》りあったと、心を弾《はず》ませたであろう。われこそ、アメリカの斬新《ざんしん》な精神医学を医学界に弘めるのだと抱負《ほうふ》を抱いて日本の地に降り立ってみると、周囲の眼は思いもかけず冷たかった。

古典的なドイツ学派で固められた精神医学界では、精神分析などというものは自然科学としての医学とは認められない。白眼視されて当然であった。だが、丸井は屈しなかった。アメリカ精神医学のなかに、精神分析がいかに浸透しているかを肌で感じてきた丸井は、いち早く精神医学の講義のなかに精神分析の講義を取り入れている。時代の先端を先取りするという気概はあったにせよ、感情も激しい一途《いちず》な性格で、かなりの自信家であったといわれる丸井の人となりを髣髴《ほうふつ》とさせる。

ドイツ精神病理学一辺倒であった当時の精神医学界の動向にさからってまで、官立大学の教授が異端の説とされていた精神分析を、正式に採用するにはかなりの勇気がいったであろう。丸井の講義した精神分析は、深層心理学としての精神分析理論が主であった。治療的には〈症状分析〉といわれるもので、症状と患者の生活史から類推して、その深層心理について説明し、患者を説得するというやり方であったといわれる。

これに対し、森田は精神分析が症状の成立過程を分析し、幼児期の性的な経験が心にどんな外傷を与えたかを思い出させ、探《さぐ》りだすことは治療上有害であると批判している。フロイトの性欲説は、初期にはヒステリーを対象としながら、やがて強迫観念や妄想にまでその概念を拡大してしまったと批判し、科学的というよりは目的論的な哲学的思考であるとして否定した。フロイトの分析的思考に対して、自らの思考こそ生成的なものと見なしていた森田にしてみれば、当然の主張であった。

だが、丸井は小児の心理的な発達過程を追究することで、どこに性的なエネルギーが停滞し、固着しているかを見究《みきわ》め、それがためにエネルギーの流動性がいかに妨げられているかを探り出すのが真の学問だと反発している。

この時期の森田・丸井論争は、精神医学史上の語り草となっている。森田は精神神経学会にも和服姿で登場し、最前列に腰をおろすとやおら風呂敷包みをほどき、ノートを取り出すのが常であった。精神分析関連の演題には熱心に耳を傾け、発表が終わるとたちどころに立ち上がって痛撃する。それに反駁《はんばく》して丸井が敢然と立ち向かう光景が繰り返され、学会名物の一つとなった。

元来が生真面目《きまじめ》で好人物であったといわれる丸井は、揶揄《やゆ》やいびりの標的となるのに恰好の対象であったようである。精神分析は合理的な自然科学的な追究の学問だとして、精神医学会に広く認知させようと躍起となっている丸井と、体験的かつ直観的な基本認識の上に立つ森田の論法とでは、所詮《しょせん》は水と油である。初めから嚙み合わぬ以上、論争などという質の高いものではなく喧嘩腰《ごし》であった。私は寡聞《かぶん》にして当時の論争の内容までは知らぬが、おそらく丸井は森田説の素質偏重、仏教の一派である禅とのかかわりを指摘して、森田療法批判を展開することはなかったのではあるまいか。ただ自説を正当だとして主張したにとどまったのではないかと推測される。

精神分析などというものは当時の精神医学界にとっては、異端の説であり物見高い野次馬的な見物の対象でしかなかった。精神分析関係の演題の発表は、学会の添えものとして、早朝か午後の終了間際《まぎわ》に一括位置づけられていたが、激しいやりとりが聞ける興味から、会場はいつも盛況であった。

森田に限らず、自然科学者をもって任じている他の教授たちも、森田の生成理論に賛同しているわけでもないのに、精神分析に対する発言は辛辣《しんらつ》であったといわれる。一つの時代の流れのなかでの一幅の戯画であったともいえよう。とはいえ、この論争はその後の精神身体医学や精神療法の発展の、発火点となったという意味では評価さるべきであろう。

3

昭和二年、京都で行なわれた学会で古澤は、〈赤面恐怖症の一分析例〉を発表したが、当然のことながら、森田からこっぴどく叩かれた。

「君たちの発表は微に入り細《さい》にわたっているが、診療経過については触れていない。それを私は聞きたいのだ」

この時も例によって、丸井は立ち上がって弟子のために反駁《はんばく》した。だが、古澤は森田の発言にショックを受けた。森田の批判はさすがに的《まと》を射ている。たしかに技法と経過との関連が脱《ぬ》け落ちている。マイヤーのもとで勉強してきた丸井は、知的には精神分析を理解してはいても、患者とともに歩《あゆ》むことはなく、その心理的な働きと症状との展開は二の次であった。この不徹底さに重大な欠陥《けっかん》のあることを痛感した古澤は、心中深く期するところがあった。フロイト全集の精読にエネルギーを傾けたといわれる。

森田の批判を正面から受けとめた古澤は、自由連想法の追試を実践しはじめた。その結果、日常働いている抑制がゆるんで、抑圧されていた無意識の感情が意識化され、心の葛藤が解きほぐされると納得した。これこそ精神分析治療の基本であると強調するに至った。だが、実際には患者の無意識の抵抗が働いて、そう簡単には自由に話せるものではない。治療は抵抗を排除しながら、慎重に注意深く進めてゆく必要がある。

古澤から指導を受けた懸田も山村も、自由連想法とある言葉について自由に連想することとの区別も容易には呑みこめなかった。古澤が患者に自由連想法を行なっている傍《かたわ》らで筆記しながら、患者が勝手に喋っているだけなのに、症状が次第に変化するのを驚きの眼で眺めていた。だが、丸井の教授回診の際のふとした発言で、順調に進みかけていた治療が混乱し、主治医への不信が生ずるのを見て、困惑させられることも間々《まま》あった。

私にも慶応時代に似たような経験がある。教授のふとした発言で患者に私への不信が生じ、自由連想法を中止したことがある。それに懲《こ》りた私は、自由連想法を実施していた二、三の患者を、教授回診の日には朝から、病院近くの神宮外苑に散歩に行かせてしまった。そうなると教授回診の際には、私の受持ち患者は、一、二名しか残っていない。

「君の患者は一体、どうしたのかね」という強《きつ》い口調の三浦に、

「さあ、どこへ行っちまったんでしょうかね」と、私は空呆《そらとぼ》けていた。三浦もそれ以降、神経症の患者が回診時に不在でも不問に付すようになった。

教授室で症例の報告をした経験を、懸田が私に語ってくれたことがある。内的抵抗のために患者の連想が途絶《とだ》えたくだりにくると、

「患者が言葉につまったら、初めからまた訊《き》き直しなさい」

丸井が事もなげに言うと、一緒についてきた古澤がそれに反駁《はんばく》する。

「あなたはそれだから……」と、烈しい調子で技法論を展開する。権威者の前で臆することなく、堂々と自説を主張するのは立派である。だが、感情が激して両者とも喧嘩腰に近いのには、懸田も度肝《どぎも》を抜かれた。教授の前で臆面もなく、よくもずけずけ言えたものである。困惑して丸井の顔を覗《うかが》うと、苦り切った表情で押し黙ってしまっていた。

教授室から戻ると、「今までどおりやればいい」と、いともあっさり言う古澤に、再度びっくりさせられたという。

古澤が自由連想法の研究こそ、精神分析療法の基本であるという確信に到達したのは、昭和六年のことであったといわれる。真実へと限りなく迫ってゆくためには、フロイトの辿った跡を追究し、地下にひそむ闇の世界を地上から照らし出すことこそ本道であると思い定めていた。この時代の青年たちの心には、明治人の和魂洋才という気概をもって西欧の技術をわがものにしようとした意欲と、まだ輸入品の域を出なかったにせよ、個人主義的な大正ヒューマニズムとが明らかに混在していた。

しかも、古澤のなかには人の知識では及ばぬ彼岸から、真実の相が現われてくる親鸞の他力の世界も思い描《えが》かれ、求道心が色濃く存在していた。だが、大乗的な衆生済度を目指す弥陀の誓願と、フロイトの科学的探究心とは、古澤の生涯を貫《つら》ぬく二本の縦糸《たていと》として、表裏一体をなしていたかに見える。

昭和六年、まさに古澤にとって一生の転機となった年である。精神分析をわが国の精神医学界に導入しようとして、四面楚歌のなかで敢然と闘う師を尊敬しながらも、真正面から衝突せざるを得なかった。丸井の技法がフロイト本来の精神分析技法とは似て非なるものと確信したからにはやむを得ない。その批判は歯に衣を着せぬ痛烈なものであった。それまで蔭で丸井批判をしたことは一度もなかっただけに、周囲は一様に驚かされた。事ここに至っては、古澤としても出所進退を決めねばならぬ。

結局、帰朝したら医局を去るという条件で、形式的には講師から助教授に昇進してウィーンに留学することとなった。ウィーンの精神分析研究所に旅立つことになった十二月下旬のことであった。フロイトの謦咳《けいがい》に接し、ほんものの精神分析を学び、喜びに身の引き締まるのをおぼえる。だが、それは長年なじんだ母校の教室を去り、先輩や同僚との訣別《けつべつ》を意味していた。

本人は心をときめかしたが、当のフロイトは遙か東洋の涯《はて》からきた。三十歳半ばの無名の精神科医を心から歓迎したわけではなく、一方的な思い入れに終わっている。しかも、ドイツ語の会話も堪能ではない。結局、その頃はまだライヒの信奉者であったステルバから教育分析を、ウィーン精神分析協会の会長としてフロイトの信頼の厚かったフェダーンから監督教育を受けている。

監督教育とは患者と面接した研修生が、その面接内容を監督教育者に報告して、助言や指導を受ける研修制度である。

昭和八年、ウィーン留学から帰国した古澤は、東京郊外で精神分析クリニックの開業に踏み切った。短期間の留学であったとはいえ、長い間、フロイト全集の難解なドイツ語を独力で読破した上、治療の上でも工夫を重ねてからの留学だっただけに、われこそは日本における分析治療のパイオニアであるという自信をもっての帰国であった。市井《しせい》の町医者となった隠遁《いんとん》者のようにも見える身の処し方であったが、内に秘める情熱には並々《なみなみ》ならぬものがあった。

精神分析療法は本来、週四日ないし五日の毎日分析が原則であるが、日本の患者の場合、せいぜい週一回が限度である。欧米のように治療費をためて休みをとり、毎日分析を受けるのは不可能で、通勤しながら週半日の休みをとるのが精一杯である。精神分析としての筋を通しながら、いかに日本の風土に適応させるか、週一回の簡便精神分析療法は、古澤の苦心と工夫の産物であった。しかも、ライヒやクライン、アンナ・フロイト、フェダーンやフェレンツイなどのフロイト以後の論文を吟味しながら、そのすぐれた点を参照し、とりいれようと努力している。

神経症や精神病の症状形成のメカニズムを解明するにあたって、正常者の心の働きと連続するものとして捉えようとする視点は、精神分析の影響によるものである。精神の病理を客観的に観察して記述し、分類することに重点を置く従来のドイツ精神病理学とは視点を異《こと》にする。戦後の幕明けとともに、若い精神科医や臨床心理の人たちの眼には、アメリカ流の力動的《ダイナミック》な捉え方は新鮮なものと映った。精神現象の底流には、さまざまな心的な力が作用し合っているとする視点は魅力的であった。

新しい潮流に注目し、精神分析に関心を向けた一部の若い精神科医たちにとって、戦前から精神分析ひとすじに打ちこんできた古澤は、貴重な存在として注目された。古澤には知的な蓄積にとどまらず、臨床的な積み重ねがある。戦後、古澤から精神分析を学んだ精神科医たちが、敬愛をこめて〈フロイト先生〉と呼び、〈畳のへりを叩いても精神分析〉と口癖のように言っていた古澤に、求道者的な面影を感じたとしても無理はない。

この風潮に反対し精神分析を否定した森田の主張は、生の欲望を引き出すのが治療の基本だとする行動心理学的なものであった。生きたい、人から認められたい、幸福になりたいと外界に向かって働くはずの精神エネルギーが何らかの契機で向きを変え、自分の心身の変化に注意が向けられると、死の恐怖に捉《とら》われ非建設的な生活を送るようになる。それを行動本位に向け直させることが治療であるとする考えである。

森田の唱えたヒポコンドリー基調とは、不快な気分や病気、おのれの死などを気に病《や》み、取越し苦労する心気症的な傾向であり、多分に素質的なもので、精神交互作用により症状が増悪《ぞうあく》されるとする。精神交互作用とはある感覚に神経を集中させると過敏となり、そこに注意を固着させる精神過程を意味する。気分のままに行動するのではなく、自分の力ではどうしようもないものは、あるがままに受容して、眼さきのやるべきことをやるのが大切だということである。

森田が素質的な要因を基本に捉えたのは、呉秀三の門下生として遺伝的・素質的な要因を重視するドイツ精神病理学と矛盾するのを回避したためであり、精神医学界での立場からすれば当然の帰結であったといえよう。

　だが、森田が精神分析が素質的な要因を無視していると見なしたのはゆきすぎであった。フロイトは遺伝的な素質要因を暗黙のうちに認めた上で、生育環境による性格形成を重視したにすぎない。現在となると、森田学派の人たちも幼少期の環境要因を否定してはいない。岩井寛は、神経症の成因を単なる素質的なものとは見なさず、正常な発達過程からすると不安定な状況が発症に大きく関与していると指摘している。

　アメリカで一時盛んとなったフロムやホーナイの新フロイト学派は、むしろ、フロイトの生物学的な要因重視に疑問を呈し、社会的文化的な要因に重きを置いた。ホーナイが基本的な不安と考えたのは、両親と子との相関による発達段階で抑圧された孤立感や無力感に基づくということであった。神経症者は神経症的な自己に執着するからだとするその見解は、禅に通ずるところがあり、森田療法に共感を示した。

　たとえば、私のような生まれつき運動神経の鈍《にぶ》い筋骨薄弱な者は、いかに鯱《しゃち》鉾《ほこ》立ちして過酷な鍛練《たんれん》に耐えたところで、一流の運動選手になどなれっこないのは当然である。森田の資質をもってすれば、学者の家にでも生まれていれば苦労せずにすんなりと、その方面での一流の学者になれたであろう。幼少期からの父との反目、その葛藤の末に自らに打ち克《か》って森田療法を創始したことに思いを致せば、その生育歴や家庭環境を無視することはできぬはずである。精神分析的にいえば、森田は父との葛藤を無意識のうちへと抑圧してしまったといえよう。

　森田は森田療法と禅とのかかわりを否定したが、それは自らの創始者であるというプライドを傷つけられることを怖れたためであった。独創とて無から有をつくり出すものではなく、すでにあったものを新しく結合させる創出であるからには、森田の危惧《きぐ》は杞憂《きゆう》であった。

西域の人、達磨《ダルマ》により伝えられ、六祖慧能《えのう》によって確立されたといわれる禅は、中国製の仏教である。仏教の世俗内転向ともいわれ、仏道修行に励みながら日常生活と近似の形態をとる。この時代には戦乱が打ち続き、出家者である僧も在家の人びとの喜捨《きしゃ》にのみ頼っていては、生きながらえることもおぼつかなかった。禅院が建てられ、中国の風土にかなった独特の雰囲気がもたらされたのは、百丈懐海《えかい》によってである。

〈一日作《な》さざれば、一日くらわず〉という懐海の有名な言葉は、坐禅による瞑想《めいそう》に作務《さむ》がともなわなければ、禅の修行にはならぬと規定する発端《ほったん》となった。作務とは勤労であり、主として農耕である。特に臨済禅は看話禅といわれ、師弟の対話は単刀直入、電光石火のうちに相手を悟らせ、迷いを転じて悟《さと》りを開くことを目指す。

入院森田療法の絶対臥褥と作業は、禅院での瞑想坐禅と作務と通ずるところがあり、患者に日記を書かせ、寸評を書き添える医師の役割は、臨済禅における対話での師の役割を果たしているかに見える。

森田の弟子、宇佐玄雄は明治十九年生まれで丸井と同年であった。京都に三聖病院を開設し、森田療法を関西以西に弘めた人である。十歳で得度《とくど》し、禅僧としての道を進みながら、早大の哲学科を卒業したが、大正四年に慈恵医専に学び、森田の薫陶《くんとう》を受けた異色の人であった。早くから非行少年の教化には医学の研修が必要だと考えていた。

禅では単刀直入に迷いを転じて悟りを開かせることを目指している。昔から神経症の患者が禅により教化され、治癒することができたのは、坐禅と作務に打ちこむ禅院の生活のなかで、僧の人格に影響され、妙機に適切な助言を与えられたからであった。

治療の機が熟した時の状態を森田は、雛鳥《ひなどり》が孵化《ふか》する際に親鳥が卵の殻《から》をついばむのと、雛鳥の殻を破ろうとする行動が同時に起こるのに譬《たと》えている。精神分析においても劇的な展開が起こる時には、その解釈により類似の状況が起こると考えられる。

宇佐が精神医学の道に進んだのは、僧には医学的な鑑別診断の知識が欠けているため、雑多な病人を救おうとして手こずったり、時にはかえって病気を悪化させる結果になると痛感したからであった。宗教者であろうと精神科医であろうと、病苦から解放してあげたいという情熱を持つ点では同じである。だが、この患者は治癒可能か不治かを予測するという知識が必要だと考えたからであった。

昭和三十一年、精神分析学会第二回の大会には、再度のアメリカ留学から帰国していた土居も参加していた。会期中に「フロイト生誕百年記念」のささやかな夕食会がもたれたが、その席に参加していた仏教に関心の深い人びとの会話を聞いた土居は、胸中に危惧の念を抱いた。精神分析の目指すところが、仏教と同じであるかのごとく事もなげに語る人たちの話を耳にすると、日本の精神分析の将来はこの人たちによって曖昧にされ、下手をすると歪められてしまいはせぬかと不安になった。

古澤自身は、内に仏教的なものを秘めていたところで、意識の面では、精神分析を臨床科学として育成したいという強い念願を抱き、精神分析技法の基礎として科学性を重視している。だが、古澤の周囲に集まる古い人たちによって、精神分析の科学性がぼかされ、変質させられる保証はないと、土居が懸念を抱いたのも無理からぬことであった。

最初のアメリカ留学をした際、メニンガーで精神分析を学び、帰国してから古澤に精神分析の教育分析を受けた土居である。古澤を動かしているのは、口では〈フロイト先生〉と唱えながらも、仏教的な衆生済度という宗教心ではないのか。このままでは古澤に呑みこまれかねないと悩んだ末に、その疑問を正すべく再度のアメリカ留学を決意した土居にしてみれば、無理からぬことであった。

だが、再度アメリカに渡ってみると、周囲のアメリカの人たちとの生活感覚の違いを痛感せざるを得なかった。やはり、自分のなかにも古澤と通ずる日本人的な心性が底流にあると悩むこととなる。その違和感のなかから、帰国後しばらくして、日本人の心性の特徴として「甘えの構造」の構想を暖め、世に問うこととなった。

西欧の知性を重んじた若き日の土居にしてみれば、精神分析の目指すところは個の確立である。しかも、土居がキリスト者であってみれば、人間とは一神教の神により選ばれた自然と対立する存在である。土居の恐れたのは、精神分析のもつ西欧近代の合理主義精神が、直覚的に自然に帰入することをねがう東洋的思惟《しい》の曖昧《あいまい》さのなかに埋没させられる懸念であった。

古澤自身も、自分では身をもって精神分析を体現していると思ってはいるが、深層には仏教的なものが色濃く存在することは承知していた。〈畳のへりを叩いても精神分析〉という古澤の口癖は、浄土教的な世界に引きこまれ、それが精神分析運動を妨害することになりかねぬことを自戒していたからの言葉であったろうと思われる。

だが、小此木の場合は両親が仏教徒で、学生の頃から古澤のもとに出入りしていただけあって、土居よりも親近感を抱いていた。暗黙のうちに古澤の申し子として、科学的な合理性を追究する忠実な弟子として振舞っていただけに、土居の古澤批判に同調し呼応するところがあった。

師弟の関係というものは、実は弟子が師を追い抜くという運命をまぬがれることはできない。古澤は丸井に倦き足らずフロイトのもとに行ったが、小此木はフロイトと同一化して師を突き抜けるという無意識の願望を抱いていたといえよう。

古澤の精神分析技法は、〈とろかし技法〉ともいわれるが、患者の心のなかに分け入り代理自我となって、分析者も患者の不安を一緒《いっしょ》に体験し、患者の不安の軽減をはかるというところに特徴があると、西園は述べている。私に対して古澤は、患者の葛藤の中核となっている幼児期の発達段階の固着点にまで退行させ、そこから再び成長の段階を歩《あゆ》ませるという治療観を述べたことがあった。

したがって、早期乳児段階に固着している根の深い分裂病の場合には、退行させると混沌へと崩壊させることとなり、精神療法的な対応は不可能だという結論になる。小此木も自己と患者の融合感の体験こそ、患者の再生の出発点であり、患者がこの一体感や対人関係での親密な融合感を体験し得るようになることが、治療の目標と古澤は考えていたと言っている。

一方、西欧的な教養を身につけ、個の確立こそが人生の目標と考えていた土居の深層には、古澤の接近を撥《は》ねつけるような無意識の恐怖がひそんでいた。融合させられ呑みこまれて、自己を喪失するという不安であった。だが、後年になって自らの〈甘え理論〉と関連づけてよく考えてみると、それに必然的にともなうアンビバレンス（両価性）という問題がよく理解できるようになったと述懐している。

昭和二十七年、ホーナイが来日して京都に宇佐を訪れた折、禅と森田療法との関連性を確認しようと質問したホーナイに対し、宇佐の答えは曖昧であったといわれる。

弟子の立場としては、師の森田が禅とのかかわりを否定している以上、答えにくかったのも無理はない。だが、そのあと、どうしても禅と関連があるとはっきり言えなかったのか、自分の一生の誤りだったと悔《く》やんだと、同行した近藤章久が書いている。森田は人間の心を説明するのに、〈心は万境にしたがって転ず、転ずるところ実に能《よ》く幽なり〉などという禅の文句を使っているのに、否定したことに近藤は疑問を呈している。

明治四十四年に生まれた近藤は、東大を出てから映画館を経営したり、学校をつくったり、貿易業などさまざまな経験を経た後に、三十五歳で慈恵医大に入学し、精神科の医局に入局している。人間の苦しみを少しでも減らすために精神科医を志したという。その後、精神分析を学ぼうとアメリカに留学したが、その時期は奇《く》しくも土居の再度の渡米と時を同じくしている。土居と知己となったのはその縁であった。

ニューヨークに行って精神分析医を訪ねたところ、ほとんどがドイツから来たユダヤ人たちで、ユダヤ人を圧迫したドイツと手を結んだ日本人だというので冷ややかに対応され、しかも、私費留学と思われて分析料金のことをしつこく訊《き》かれた。失望したと、近藤は軽蔑《けいべつ》をこめた口調で書いている。

知識的にも技法的にもそれなりの技倆《ぎりょう》があれば、精神分析を単なる稼業《なりわい》と心得ているような者でも、たとえ人間としての幅が狭くとも、精神分析医として公認されるのも、人間の集まりであるからには仕方のないことかもしれぬ。ところが、新フロイト派のホーナイと出遭《であ》ってその門に入ったのは、初見から人間として一脈通ずるところがあったからといえる。その頃、ニューヨークに滞在していた禅の鈴木大拙や真宗大谷派の大谷光昭とも親しくなった。

近藤はホーナイから精神分析を学んだが、直観ということを大事にしている。インドの東洋思想に関心を抱くホーナイは、鈴木大拙の著書も読んでいた。ホーナイが近藤と気の合ったのも自然である。森田療法も現在では海外にも知られるようになったが、戦後、ホーナイのほか文化人類学のコーディルやドイツの精神医学者レオンハルトなどの人びとに認められるようになって、ようやく日本でも強い関心を持たれるようになった。

4

古澤は若い頃には、浄土真宗の親鸞に信服していたが、晩年には同じ浄土教の時宗の一遍に惹《ひ》かれていった。昭和三十五年、病《やま》いから回復して小康を得た古澤は、土居やその他の門下生を自宅に招いて快気祝いを催《もよお》した。病中にもかかわらず古澤が指導した人たちから、発症以来、剛気

な一面は影をひそめ、仏様のような柔和な相貌《そうぼう》になったと耳にしていた。髪は病前よりもさらに

白く、眼も窪《くぼ》んで頬《ほほ》はこけ、鬱蒼《うつそう》と樹木の繁る仄暗《ほのぐら》い山寺か社《やしろ》の前に坐していたら、それこそ枯

淡な境地に達した老仙人を髣髴《ほうふつ》とさせる。

　床の間の正面に坐った古澤は、弟子たちがいっぱし活躍しているのを喜んで、始終にこにこ顔

に振舞っていた。以前の精悍《せいかん》な闘志を思い起こさせるものはない。精神分析を次の世代に伝える

という自らに課した使命を、一応は成し遂《と》げたという安堵《あんど》感にひたっているかのように思われた。

　その場で記念にと配《くば》られたのが、柳宗悦の「南無阿弥陀仏・一遍上人」の一冊であった。私の

場合には、教育分析で宗教が話題となることがなかっただけに、奇異な思いに捉われた。家に戻

ってからも、仏教臭いこの書を開いてみる気にもなれなかった。門下生たちがどんな気持でこの

書を受けとめたのかと好奇心は動いたが、確かめてみる勇気はなかった。自分の心のなかにつく

りあげた西欧的な古澤像を、私はこわすことを怖《おそ》れていた。

　この頃の私は、古澤の心境を忖度《そんたく》することで惹き起こされるであろう私自身の心の波紋に、直

面することは避けたかった。土居や小此木その他の人たちが臨床経験科学としての精神分析を振

りかざし、精神分析学会の表舞台で華々しく活躍しているのにくらべ、私のなかにひそむ非科学

的な矛盾に、負い目を感じていたからであった。この書を初めて開いたのは、それから一年以上

たってからのことであった。

　この書の著者は、古澤とは同年代の美術評論家である。生死を離れて智慧《ちえ》を究めようとするの

が自力門の厳しい修行であり、一般大衆は易行《いぎよう》でなければ救われぬと法然は考えた。時間的に無

量寿であり、空間的には無量光である阿弥陀の誓願を信じ、一心に念仏を唱えれば、凡夫といえども浄土からの来迎によって往生できるとする。

だが、親鸞となると姿勢が変わってくる。一心に念仏を唱え、阿弥陀の誓願に従うことにより、信が定まれば往生の業は不断の生活のなかで成就すると説く。いわば現世での即身成仏の思想である。ところが、一遍に到ると念仏を唱えることそれ自体、そのたびごとに往生すると説く。一切を現在の刹那に凝縮するならば、仏もなく人もなく、念仏おのずから念仏であると言い切った。仏のはからいを説く親鸞よりも、さらに徹底したというのが著者の主張である。

大多数の人は自力の難行には耐えられず、易行である他力の門なしには衆生済度の望みがないとする点では、法然も親鸞も一遍も変わりはない。だが、法然は仏を見つめ、親鸞は人を見つめ、一遍は仏と人とのいまだ分かれぬ場を見つめていると称揚《しょうよう》している。捨聖《すてひじり》といわれた一遍が家を捨て寺をも捨て、すべてを捨ててただ称名《しょうみょう》のみを残したのは、浄土門の本旨に徹し尽くしたからだとまで讃嘆《さんたん》している。この書のなかの一文に、

〈上人、かつて禅門の大徳、法燈国師に会う。国師一問を上人に呈し、「念起即覚」の意を問われた。上人は一首の歌をよんで答えられた。

称《とな》うれば　仏も吾もなかりけり
　南無阿弥陀仏の　声ばかりして

国師は〈未徹在〉といわれた。まだ悟りに徹しないものがあるとの批評である。上人は直ちにまた一首を口ずさんだ。

称うれば　仏も吾もなかりけり
南無阿弥陀仏　南無阿弥陀仏

これを聞くや、国師は直ちに禅の印可を上人に贈呈せられた。一遍上人は念仏の一道を究意の頂他力と自力、浄土門と禅門、また、ここに不二なるを見る。

前田によれば、古澤の晩年、病中に家人に代筆させた手紙に、〈私は以前、真宗をやっていましたが、この頃は専《もっぱ》ら禅のほうに向かっています。禅のなかに「大死一番・絶後に蘇《よみがえ》る」という言葉がありますが、あなたもその意気で活躍して下さい〉とあったとのことである。〈大死一番〉という禅のこの言葉は、森田が医学生の頃、死を覚悟して恐怖に突入し猛勉強の結果、好成績をおさめたことが自らの神経症克服の突破口となり、森田療法を創始する端緒《たんちょ》となったことを想起させる。

ドイツ精神病学を受け容れながらも、別の次元で東洋的な独自の精神療法を創始した森田の知・情・意をひと括《くく》りにして自然と合一しようとする東洋的な思惟と、知によって情・意を包みこみ統禦しようとする西欧の知性重視を受容しながらも、東洋的な志向との葛藤・相剋《そうこく》に悩んだ古澤の志向とは、深いところでは異質ではなかった。

道元は「正法眼蔵」のなかで、〈万法に証せらるるというは、自己の身心および他己の身心を脱落せしむるなり〉と述べている。人は内発的な自己と、他人から見られている自己とをおのれのなかに内包している。この意味では、親鸞もまたおのれなりに身心脱落を志向したといえるであろう。晩年、自然法爾《じねんほうじ》の思想にゆきついたといわれるが、自とはおのずから、然とはしからしむるということで、法爾とは法《ダルマ》の徳によってしからしむるということである。〈わがはからざるを自然と申す。これ即ち他力にてまします〉と、「歎異抄」のなかで述べられている。

弥陀の誓願と自然のはからいとは一致する。そこに自らを抛《なげう》ち委《ゆだ》ねるということである。古澤はやはり主体的な探究心が強かっただけに、むしろ道元に惹かれる資質があったのではなかろうか。若い頃に親鸞に親炙《しんしゃ》し、ついで科学としての精神分析を日本に根づかせようとした古澤の執念も、晩年の病中で禅に傾斜したその生涯は、森田との二十歳余りの年齢の差を考慮に入れれば、相通ずるところがある。

フロイトは第一次世界大戦に失望して、ペシミスティックにおちいりながらも、無意識の欲動の視点から善悪の区別を排除し、欲動を社会的に建設的なものへと昇華させようとする希望を失わなかった。人間の普遍的な心理構造を追究しながらも、その一方では社会内適応を可能にすることが、治療理論としての精神分析の一つの目標でもあった。フロイトが目指したのは、合理主義的な追究による人間存在の本質であったが、治療論となると社会内適応が課題となり、有用性が問われる。

一方、森田は社会内適応としての治療論を提唱しながら、本質的には仏教的な人間観を内包している。東洋的合理主義といわれる儒教の孔子も、天の摂理を暗黙のうちに肯定しながら、世俗内の倫理・道徳の確立による教化を目指した点では社会内適応を目的とした。

道教の荘子は、〈ものごとの始まりには何もなく、名前のない無があった。それは〝一〟の現われてくるところで、〝一〟はもともとそこにあったが形造られていなかった〉と述べている。混沌という〝無〟から言分《ことわ》けによって、初めて命名されると、他のものと差別化され、〝二〟が現われる。見ることが可能となれば、多くのものが名づけられ相対化される。とはいえ、見るという行為を主体に据える西欧的な知の追究と、見るものも見られるものも一体として自然の一部と捉える東洋的な知も、同じ人間存在から発していることに変わりはない。

とはいえ、わずか二十年という短い時の流れを経て生をうけた古澤は、時代思潮の影響を色濃《こ》く受けている。西欧的な科学的合理性の追究と東洋的な自然への帰一という、合理と非合理の本質的な違いが錯綜《さくそう》していて、何とか両者を総合したいという足掻《あが》きのようなものが内在していたように思われる。

現在、精神分析の世界も、古典的なフロイト理論からメラニー・クラインに始まる対象関係論、アンナ・フロイトやハルトマンらの自我心理学、あるいはニューフロイデアンと呼ばれたフロムやホーナイ、フランスのラカン派、また近年のコフートの自我心理学などと、さまざまな学派が立ち上がっている。それも初期仏教が上座部や大衆部などいくつかの部派に分かれ、さらに北伝仏教（大乗仏教）諸宗派と南伝仏教へと分岐していったのと同じような印象を受ける。

人びとの資質に応じて釈迦の説いた言葉、すなわち方便を用いてのもろもろの説法を、後代の仏教徒たちがいかに理解し、解釈したかという歴史と同じような過程が進行しているように思われる。理解の仕方や解釈の相違によって、創始者のなかに内包されているものに対する重点の置き方に違いが起こってくるのは当然で、精神分析の場合とて同様であろうと思われる。

あとがき

この書を書き終えてホッとした。かねていつかは書きたいと思っていたからである。だが、さて書き終えてみるとこの出版不況で、果たしてどうなるやらと思った。

毎年、私の主催する産業メンタルヘルスのシンポジウムに顔を出してくれる光人社の牛嶋義勝さんの顔が浮かんだ。昭和五十六年、「学徒兵らくだ君」を講談社から出版した折、力添えを頂いた原田裕さんの紹介で、その文庫本を再版して頂いた人である。

元就出版社の浜正史さんが私の原稿を読んで出版したい意向だとの連絡を頂いたのは、それから一ヶ月後のことであった。人の縁というものは、どこかで繋《つな》がっているものである。

分裂病という名の幻想

2003年７月30日　第１刷発行
2004年１月15日　第２刷発行

著　者　武《たけ》田《だ》　専《まこと》
発行人　浜　正史
発行所　株式会社　元就《げんしゅう》出版社
〒171-0022 東京都豊島区南池袋4-50-9
サンロードビル2F-B
電話　03-3986-7736　FAX03-3987-2580
振替　00120-3-31078
装　幀　純谷祥一
印刷所　株式会社　シナノ

※乱丁本・落丁本はお取り替えいたします。

ISBN4-906631-96-7　C0095